물파랑새

물 파랑새

1판 1쇄 발행 2009년 12월 7일
1판 2쇄 발행 2010년 1월 25일

지은이 | 김현원
펴낸이 | 우지형
기 획 | 김수광
진 행 | 곽동언
디자인 | 김왕기
인 쇄 | 하정문화사

펴낸곳 | 나무한그루
등록번호 | 제 313-2004-000156호

주 소 | 서울시 마포구 서교동 395-122 주연빌딩 6층
전 화 | (02)333-9028
팩 스 | (02)333-9038
이메일 | namuhanguru@empal.com

ISBN 978-89-91824-25-6 03510

나무한그루는 (주)맥앤담 아시아의 출판부문 임프린트입니다.

김현원 교수의 가까이 있는 생명의 물 이야기

물 파랑해

나무한그루

■ 프롤로그

가까이 있는 파랑새, 물 파랑새

어릴 때 벨기에의 작가 마테를링크의 《파랑새》라는 동화를 읽은 기억이 납니다. 치르치르와 미치르 남매는 행복을 가져다주는 파랑새를 찾아서 여행을 떠납니다. 둘은 죽음의 나라, 추억의 나라, 미래의 나라 등을 헤매며 온갖 모험을 하지만 결국 파랑새를 찾지 못합니다. 치르치르와 미치르는 꿈에서 깨어나고, 크리스마스 날 아침 집안의 새장 안에서 파랑새를 발견합니다. 《파랑새》는 행복이 멀리 있는 것이 아니라 아주 가까이, 내 안에 있다는 것을 말해주고 있지요.

물이 그렇습니다. 건강을 찾아서 온 세상을 돌아다니지만 파랑새는 아주 가까운 데서 이미 나를 기다리고 있었습니다. 술도 끊고, 담배도 끊고, 운동도 하고, 내 몸에 맞는 좋은 음식을 먹는 것도 모두 건강의 지름길입니다. 하지만 대부분의 경우 건강이 무너지기 전까지는 실천하기 어렵습니다. 그러면 어떻게 해야 할까요? 바로 그 해답은 좋은 물을 마시는 것에 있습니다. 너무나 흔하게 있어서 하찮은 것으로 여겼던 그 평범한 물이 바로 내 몸을 지켜주고 만성질환을 치유케 해 주는 파랑새, 바로 '물파랑새'인 것입니다.

학교에서 오랫동안 강의를 해오면서 뒤늦게 깨달은 것이 있습니다. 바로 쉽게 가르치는 것입니다. 처음에는 첨단지식들을 학생들에게 많이 전달하기 위해서 노력했습니다. 하지만 시간이 흐르면서 지식을 많이 전달하면 할수록 오히려 역효과가 날 수도 있다는 것을 알게 되었습니다. 제가 강의하는 의과대학은 학생들이 너무 많은 강의를 들으면서 항상 지쳐 있는데, 저는 학생들 모두가 생화학자가 될 것으로 생각하고 강의를 했던 것입니다.

실제로 책에 있는 내용은 언제든지 책을 읽어보면 되지 다 외울 필요는 없지요. 많은 경우 책에 그런 내용이 있다는 정도만 알면 됩니다. 강의를 쉽게 하는 대신 제가 강조하는 것이 있습니다. '남에게 설명할 수 있을 정도로 확실하게 이해를 하라.'는 것입니다. 실제로 강의시간에 학생 중 선택해서 강의 내용을 다시 설명해 보라고도 합니다. 남에게 설명할 수 없는 내용은 내 것이라고 할 수 없지요.

이 책은 그동안 저술했던 책들보다 더 쉽게 물에 관한 내용을 전달할 목적으로 출간했으며, 실제로 현장에서 제가 물 강연하는 내용들을 녹취해서 정리하고 편집했습니다. 그만큼 더 쉽고 꼭 필요한 내용을 담고 있다 하겠습니다. 그렇지만 기존의 출간된 책에는 없는 첨단과학의 내용도 담고 있습니다.

이 세상에 단지 오염물질을 제거한 깨끗한 물과 내 몸의 건강을 지켜주고 만성질환을 치유까지 해 주는 생명의 물이 있다면 어느 물을 선택하겠습니까? 바보가 아니라면 선택은 자명할 것입니다. 그렇기 때문에 생명의 물을 알리는 일이 무엇보다 중요한 것입니다.

누구나 매일 물을 마십니다. 매일 마시는 물이 건강을 유지시켜주고 치유까지 가능하게 해 준다면 그것보다 더 좋은 일은 없을 것입니다. 이 책을 통해서 물이 바로 아주 가까이 있는, 행복을 가져다 주는 파랑새임을 체험하실 수 있기 바랍니다.

어느 날 문득 제게로 날아와서 기적같은 선물을 한보따리 안겨 준, 그 사랑스런 새 이름이 '물 파랑새'였군요. '걸어다니는 종합병원' 이라고 지인들의 놀림까지 받았던 제가 '갱년기 정보미네랄'을 1년 남짓 마시면서, 어느 새 안구건조증, 관절의 통증, 과민성대장증상, 소화불량, 손발저림, 수족냉증, 그리고 너무나 고통스러웠던 불면증에서 해방되었으니 어찌 기적이 아니겠습니까. 게다가 골다공증이 사라졌다는 검사결과에 한동안 흥분을 감추지 못했답니다.

교수님…… 구구절절, 마음 깊숙이 와 닿는 말씀 토씨 하나 떨어뜨리지 않고 경청했습니다. 교수님의 아름다운 노고가 저 같은 중생에게 이토록 가슴 뛰는 감사의 사건이 되실 줄이야…… 교수님을 제게 보내 주신 참으로 보배로운 인연들 삼라만상께 합장 올립니다.

인터넷 불교방송인 유나방송(www.una.or.kr)에서 30회에 걸쳐서 물과 정보에 관한 강의를 했습니다. 물론 언제든지 다시듣기 할 수 있습니다. 윗 글은 2009년 1월8일 강의한 '물 파랑새' 라는 제목의 방송에 대한 댓글입니다. 그 외 몇 가지 댓글을 소개합니다.

오늘 드디어 어머님께서 병원에 진료를 받으러 가셨는데 당화혈색소가 떨어지고 혈당도 정상으로 나와 의사선생님께 칭찬을 들으셨답니다. 당화혈색소는 당뇨 걸리신 후 제일 좋은 결과인 6.9가 나오셨대요. 당뇨미네랄 드신 지 3개월이고 두 가지 당뇨약을 한 가지씩 끊으시다가 한 달 반 전부턴 아예 당뇨약을 안 드셨어요. 식사나 운동은 오히려 겨울이라 못하셨는데도 미네랄을 드시자마자 소변이 맑아지고 거품이 안 생긴다고 신기해 하시며 약을 끊어 보신 거거든요. 진작 글을 올리고 싶었지만 당화혈색소가 떨어진 걸 확인해야 다른 분께도 권할 수 있을 것 같아서요. 약을 먹을 땐 저혈당을 무서워하셨는데 요즘은 한참 식사를 못하셔도 저혈당증세가 없으셔서 너무나 좋다고 하십니다. 몸소 기적의 물을 체험하신 어머님이 교수님께 정말 감사하다고 말씀드리랍니다. 감사합니다.

김현원 교수님, 음성도 물처럼 부드럽고 평화로우십니다. 중생들의 고통을 자신의 고통으로 여기시고 그 괴로움을 덜어 주시고자 하시는 동기의 성스러움…… 그 고귀하신 뜻이 이제 찬란하게 빛을 발하고 계십니다. 그 마음의 온기를 말씀하시는 곳곳에서 느끼며 듣습니다. 저는 갱년기 증상에서 헤어났습니다. 불면도 사라졌습니다. 꺾이는 듯한 관절의 통증도 언제 그랬냐는 듯 씻어졌습니다. 자연미네랄은 우주가 가슴에 품고 있다가 물의 이름으로 김현원 교수님의 마음을 통하여 저희 들 가슴에서 그 생명이 부활하고 있습니다. 엎드려 감사드립니다. 한없이 넘쳐나는 기쁨을 주셨습니다. 통증에서 벗어나서가 아니라, 이 불가사의한 현현에 우주에 대한 그리고 인연에 대한 참된 인식의 지평이 열리는 기쁨입니다. 거듭 거듭 감사드립니다.

아토피가 있는 큰아이가 피부도 좋아졌지만 피곤하지 않아 너무 좋다고 합니다. 그동안은 강의시간에 잘 졸기도 했는데 그게 없다며 극찬을 합니다. 교수님과의 인연에 깊은 감사를 드립니다.
강의 제목 그대로 '생명의 물, 기적의 물'입니다.

어제 자연미네랄 물을 처음 먹기 시작했습니다. 하루만에 좀 오버인지도 모르겠지만(ㅎㅎ) 직접 체험해 보니 제일 먼저 소화불량이 완화되고 배변이 시원하네요~ 앞으로 몸과 마음에 어떤 변화들이 일어날지 기대됩니다.

교수님 강의 제가 뭐라 표현할 수는 없지만 정말 재미있습니다. 평소에 무심하게 보았던 일상이 신비롭게 보입니다. 강의를 듣는 제 앞을 노래를 흥얼거리며 지나가는 아들의 움직임과 말소리가 신비로운 힘으로 살아 움직이는 느낌입니다. 세상의 하나하나의 개체가 단절이 끊어지고 열림으로 다가옵니다. 감사합니다_()_^&^ 오늘 교수님 강의 시간이 너무 짧게 느껴질 정도로 몰두하며 들었습니다. 머리카락 실험을 들을 때는 전율이 들 정도로 흥미진진했고요. 홀로그램 이론, 시작도 끝도 없는 우주, 시공간을 초월할 수 있다는 말씀…… 양자물리학 등등이 호기심을 자극하며 피부에 와 닿습니다. 좋은 강의 너무 감사드립니다. 우주의 본질을 알아가는 이 시간 행복하고 감사합니다. 우주가 나를 돕고 있음에 감사합니다. 이 시간 이 공간에 함께 할 수 있음에 감사합니다.

미네랄워터를 마신 지는 한 4개월 정도 됐는데 두 달 전부터 생리통과 어혈이 없어졌어요. 정말 감사드립니다. 본질의 세계에 대한 말씀을 잠깐 하셨는데…… 많은 여운이 남습니다. 다시 한 번 교수님과의 소중한 인연에 감사드립니다.

진정한 자유의 이름으로 주신 말씀이 마음의 영토를 한없이 확장시켜 주시는 감동에 젖어봅니다. 본질에 대한 편견없는 기탄없으심… 교수님의 그 순전하고 기름진 사유의 옥토에 경배 올립니다. 교수님을 저희 유나에 오시게 한 이 아름답고도 위대한 인연 대우주께 또한 경배 올립니다.

교수님 진심으로 감사드리고 또 감사드립니다. 교수님께서는 제가 그동안 별 의미 없이 마셔왔던 물에 대해서 새로운 눈을 뜨도록 해 주셨습니다. 또한 김현원 교수님의 강의를 듣는 시간은 신비로운 과학세계로 여행을 다녀오는 행복한 시간이었습니다. 물에서 시작된 자연에의 경이로움에서 제가 살고 있는 온 우주에 감사하는 마음이 들게 해 주신 여행이기도 했습니다. 또 다른 곳에서 교수님의 귀한 말씀을 들을 수 있는 행운을 기원해 봅니다.

플레이바를 옮겨서 마무리 말씀 되짚어 듣고 또 듣습니다. 서른 번의 강의 때마다 새롭게 눈뜨던 순간들이 떠오릅니다. 교수님, 참으로 감사합니다. 진실을 향한 사모의 아름다운 여정이셨습니다. 물이 흘러 시내를 이루고 강이 되어 바다가 되듯, 그리고 그 바다가 또 다시 묏봉우리에서 물길의 시작으로 발원하듯, 교수님의 한 말씀 한 말씀이 우리의 삶 속으로 매 순간 스며들 것입니다. 물처럼 우리의 삶을 촉촉히 적시며, 우리의 몸과 마음에 옥토를 가꾸어 줄 것입니다. 교수님의 남다르신 학문적 업적과 청정하신 사랑을 통해, 하나의 정신으로 새롭게 탄생한 물!!! 그 고귀한 인연과의 특별한 만남을 주선해 주신 교수님께 감사와 존경의 삼배 올리나이다. 부디 오시던 길 그대로 뚜벅뚜벅 나아가시고 행복한 나날 누리소서…….

유나방송(www.una.or.kr) 강의내용 소개합니다.

1. 물과의 첫번째 인연: 수호천사가 찾아오다
2. 물과의 두번째 인연: 아내가 정수기를 신청하다
3. 물과의 세번째 인연: 책을 쓰고 나서
4. 개인의 창의력: 21세기의 과학과 의학
5. 보이는 '펼쳐진 세계'와 숨겨진 '본질의 세계'
6. 생명의 물의 조건
7. 생명의 미네랄
8. 촉매미네랄의 위력
9. 물 파랑새
10. 만병통치약, 만병통치물
11. 기적을 체험한 사람들
12. 특히 여성과 아이에게 도움이 되는 물
13. 자연치유력과 호전반응
14. 마음을 위로하고 삶을 풍요롭게 하는 자연미네랄
15. 한계가 없는 정보의 세계
16. 만병통치약에 정보를 더하다: 정보미네랄
17. 정보미네랄의 위력: 두뇌질환
18. 정보미네랄의 위력: 항암효과를 비롯해서

차례

제4강 만병통치약, 만병통치 물

제5강 자연미네랄과 정보

제6강 보이지 않는 세계의 과학

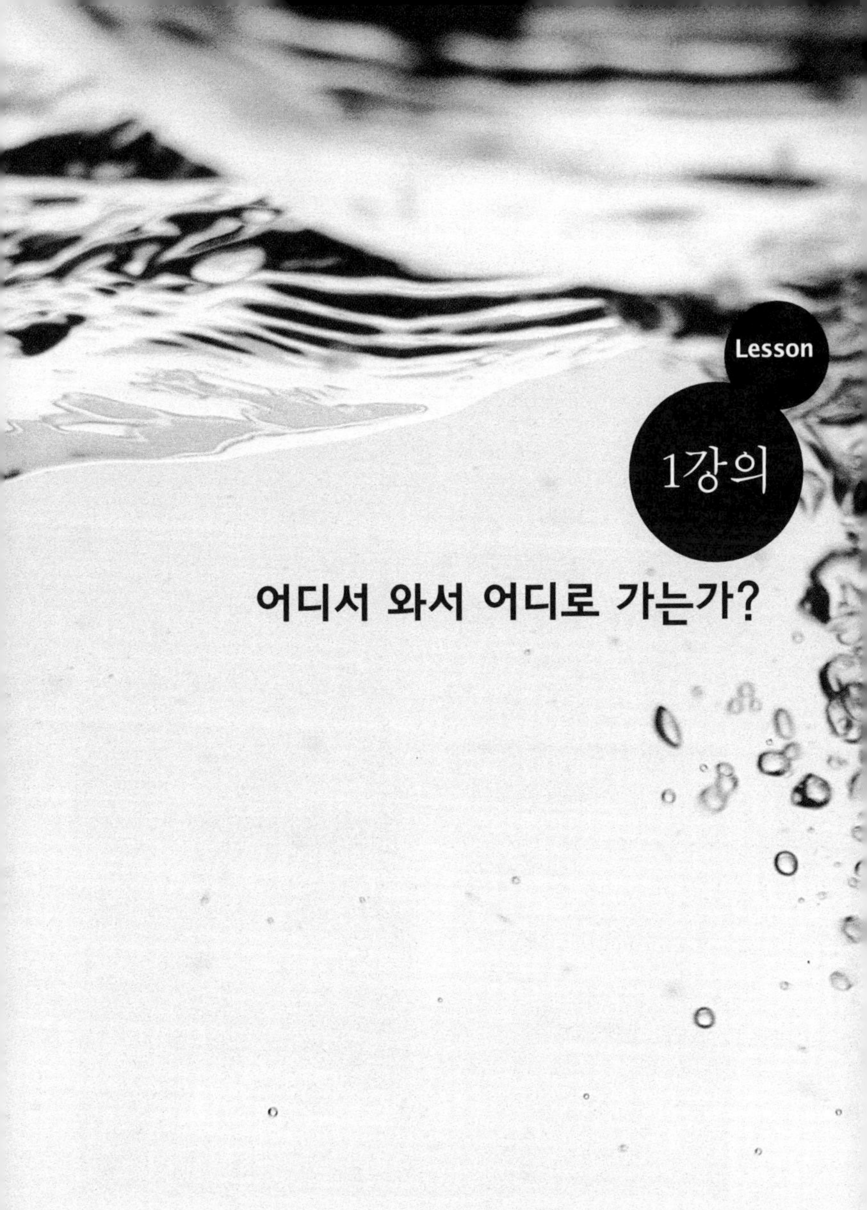

Lesson

1강의

어디서 와서 어디로 가는가?

어디서 와서 어디로 가는가?

2004년에 쓴 《생명의 물, 우리 몸을 살린다》에서 저는 그동안 진행해 온 물과 정보 관련 연구와 물의 치유능력에 관해서, 또 물에 관한 과학적 견해를 모두 담기 위해서 노력했습니다. 그 후 좀 더 쉽게 독자들에게 다가갈 수 있는 책이 필요하다는 생각이 들어서 2009년 《생명의 물, 기적의 물》을 썼습니다. 두 책은 독자적인 책이지만 서로 보완하고 있습니다.

그런데 2008년 《생명의 물, 기적의 물》을 다 쓰고 나서, 2004년에 쓴 《생명의 물, 우리 몸을 살린다》의 에필로그가 '어디서 와서 어디로 가는 가'로 끝난 것을 알게 되었습니다. 《생명의 물,

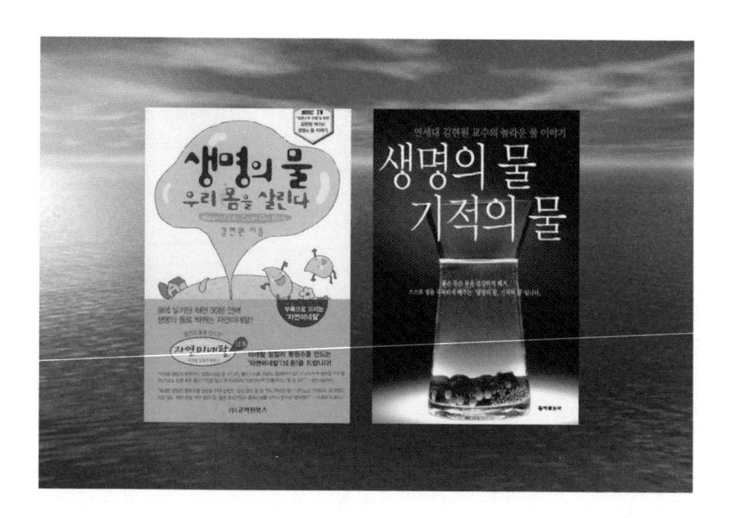

기적의 물》의 프롤로그도 '어디서 와서 어디로 가는가' 로 시작합니다. '어디서 와서 어디로 가는가?' 이것이 그동안 저에게 화두였던 모양입니다.

저는 원래 물과는 상관이 없는 사람이었습니다. 영국과 미국에서 정통 생화학을 연구했고, 현재는 의과대학 생화학교실의 교수로 있습니다. 전혀 물과는 상관 없는 연구를 했습니다. 그랬는데 특별한 인연이 있어서 물을 연구하게 되었습니다. '어디서 와서 어디로 가는가?' 정말 한 치 앞도 못 내다보는 것이 우리 인생입니다.

여러분들 주위에 현재 나에게 가장 중요한 사람들을 살펴봤을 때 내가 이 사람을 어떻게 만났는지 생각해 본 적이 있으세요? 내가 의도해서 만난 경우도 있지만 그렇지 않은 경우가 더 많을 것입니다. 주어진 상황이 더 많은 것이지요. 예를 들어서 어떤 사람이 기차를 타기 위해 서둘러서 운전해 가다가 타이어가 펑크났습니다. 그래서 기차를 놓쳤어요. 할 수 없이 다음 기차를 탔는데 그 옆자리에 예쁜 여자 분이 있어서 얘기를 나누다가 사랑에 빠지게 되고 결국 결혼까지 하게 되었습니다. 그렇게 해서 아이가 태어났습니다. 그 아이가 바로 나라고 생각해 보세요. 나는 어떻게 태어났습니까? 길거리의 못 때문에 태어났다고도 생각할 수 있지요. 길거리에 못을 누가 버리지 않았다면 나는 존재할 수 없었겠지요.

사실 우리의 인생이 그렇습니다. 한 번 사정(射精)에 정자가 3억에서 5억 마리 정도 나옵니다. 여러분들 주위에 로또 당첨된 분들이 있는지 모르겠는데 일주일에 한 번씩 뽑는 로또에 당첨된 분들 제 주위에 한 사람도 없습니다. 당첨되기 정말 어렵죠. 그런데 세계 인구에서 한 명 뽑는 로또가 있다고 생각해 보세요. 그 확률은? 상상하기 어렵죠. 그런데 그걸 넘어서 지구 역사상 존재했던 모든 사람들 중에서 한 명만 뽑는 로또가 있다고 생각해 보세요. 도저히 있을 수 없는 확률이지요.

사실 여러분이 태어난 것이 지구 역사상 존재했던 모든 사람들 중에서 한명을 선택하는 것보다 더 어려운 확률 속에서 태어난 것입니다. 여러분이 존재하게 된 것 자체가 기적인 것입니다. 그런 기적끼리 만나서 또 어떤 것을 이룬다는 것은 정말로 있을 수 없는 대단한 기적이지요. 어떻게 생각하면 허무해질 수도 있습니다. '모든 것이 우연이라면, 난 그럼 뭐지? 부모님의 체위가 조금만 달라져도 내가 안 태어났겠네?' 실제로 0.1초만 어긋났어도 내가 태어나지 않았을 것입니다.

사실 과학적으로 따지면 이 세상 모든 게 우연이라고 표현할 수밖에 없습니다. 그런데 우리에게는 인연이라는 단어도 있고 운명이라는 단어도 있어요. 운명이라는 단어는 어떤 뜻이지요? 이 세상 모든 것이 우연이 아니라는 말이지요. 과학적으로는 분명히 모든 것이 다 우연인데 우리의 마음은 그렇지 않다고 생각합니다. 그래서 인연이라는 단어가 있는 것입니다.

수호천사가 나를 찾아오다

인연이라는 것은 우연으로 시작해서 필연으로 끝난다고 하지요. 우연이라는 것은 누구에게나 주어집니다. 누구한테나 주어지는 그 우연이 나에 의해서 어떤 특별한 관계가 형성되었을 때, 그것을 나중에 돌이켜 보았을 때, 우리는 그것을 필연적인 것이었다고 생각합니다. 그래서 예를 들어서 '운명적인 사랑'이라고 표현하는 것입니다. 모든 것이 우연이라면 이 세상은 아주 삭막할 것입니다. 시인도 더 이상 표현할 것이 없을 것입니다. 그래서 저는 불교신자는 아니지만 우연이라는 단어보다는 인연이라는 단어를 더 좋아합니다.

저에게도 물 연구를 하게 된 특별한 인연이 있었습니다. 어느 날 수호천사가 절 찾아왔어요. '수호천사'는 바로 제 딸입니다. 저는 대학시절 물을 안 마셔서 결석까지 생긴 사람입니다. 물에는 전혀 관심이 없었지요. 그런데 지금은 '수호천사'가 찾아온 특별한 인연으로 인해 물 연구의 권위자가 되었습니다.

제 딸이 7살 때 뇌하수체에 종양이 발견되었습니다. 뇌하수체는 손톱만한 기관인데 성장호르몬, 여성호르몬, 스테로이드 호르몬, 갑상선호르몬 등 우리 몸에 필요한 대부분의 호르몬들을 생산하는 곳이지요. 그런데 종양과 함께 뇌하수체를 수술로 잘라낼 수밖에 없었습니다. 할 수 없이 뇌하수체가 만들어내는 호르몬들을 외부에서 공급해야 했습니다. 매일 성장호르몬 주사를 맞고 스테로이드 호르몬, 갑상선 호르몬, 사춘기부터는 여성호르몬…… 대부분의 호르몬들은 다 약제로 공급됩니다. 비타민 먹듯이 잊지 않고 먹기만 하면 됩니다. 성장호르몬 주사도 매일 맞아야 해요. 그렇지 않으면 7살에서 성장이 멈추겠지요. 그런데 그것보다 더 힘든 것이 있습니다.

바로 바소프레신이라는 호르몬인데 콩팥에서 물을 재 흡수하는 데 필요한 호르몬입니다. 바소프레신이 몸 안에서 떨어지면 콩팥에서 물이 재 흡수가 되지 않으니까 물을 한없이 들이켜야 하고 소변을 한없이 봐야 해요. 바소프레신을 하루에 2차례씩 코에 스프레이 해야 하는데, 약기운이 떨어질 때마다 손발이 차지고, 심장박동이 빨라지고, 힘이 쭉 빠지고 매우 힘들어요. 더구나 바소프레신은 냉장보관 해야 하는 약이기 때문에 학교에 항상 바소프레신을 보관하는 냉장고를 갖다 놓아야 합니다 (지금은 상온 보관해도 되는 편리한 약이 나왔습니다). 아이는 소풍도 가지 못합니다. 평생 이렇게 힘들게 살아가야 합니다. 그러다가 제가 동종요법(Homeopathy)이라는 것을 알게 되었어요.

동종요법

다음은 제가 학교에서 물에 관한 강의하면서 낸 시험문제입니다.

동종요법(Homeopathy)

손이 찰 때 난로를 이용해서 따뜻하게 할 수도 있지만 찬 물에 손을 일정 시간 넣고 빼면 오히려 찬 물의 반작용으로 손이 따뜻해 질 수 있다. 이러한 반작용을 동종요법에서는 (   )이라고 설명하며, 동종요법은 독성물질들을 이용해서 이러한 반작용을 유도한다.

이독제독 (以毒制毒): Like cure Likes

답은 바로 '자연치유력'입니다. 이독제독(以毒制毒). 독을 이용해서 독을 제어한다는 개념이지요.

서양에서 약 200여 년 전에 독일의 의사 하네만에 의해서 시작된 동종요법은 한마디로 질병의 증상을 유발하는 독성물질을 이용해서 자연치유력을 발동시키는 것입니다. 영어로 동종요법의 개념을 'Like cure Likes' 라고 표현합니다. 같은 것이 같은 것을 치료한다는 뜻이지요. 그래서 동종요법(Homeopahty)이라는 이름이 유래되었습니다.

예를 들어서 설명하면, 내 몸에 열이 나면 현대의학에서는 해열제를 써서 열을 내리지만 동종요법에서는 그 열 증상이 내 몸이 낫고자 하는 방향이라고 보는 것이에요. 그래서 보통사람한테 어떤 물질을 주었을 때 열이 나면, 그 물질을 열이 나는 사람에게 주지요. 그러면 자연치유력이 강화되어 바로 낫는다는 것입니다. 서양의학보다는 전통적인 한의학의 견해와 오히려 더 가깝지요?

그런데 문제는 그런 보통사람한테 병의 증상을 일으키는 것이 다 독성물질이라는 것이지요. 예를 들어서 감기를 치유하기 위해서 일반인에게 감기증상을 유발하는 물질을 먹였다면 감기는 쉽게 낫더라도 내가 먹은 독성물질에 의해서 내 몸이 더 나빠질 수 있는 것입니다.

그래서 동종요법에서 생각해 낸 방법이 바로 희석하는 방법입니다. 독성물질을 인체에 나쁜 영향이 없을 때까지 물리적으로 자극을 주면서 (흔들어주거나 두드리거나) 희석합니다. 그런데 놀랍게도 독성물질이 용액에 한 분자도 남아 있지 않을 정도까지 희석을 해도 그 효과는 사라지지 않고 오히려 그 효과가 희석을 거듭하면 더 증가하는 것을 발견한 것입니다.

동종요법은 그렇게 독성물질의 독성은 희석을 통해서 없애고, 독성물질이 나타내는 자연치유력만을 물 속에 기억시켜서 질병을 치유하는 것이지요.

- 독성물질은 자연치유력을 강화시키지만 생리적으로 독성을 나타낸다
- 독성물질을 흔들어주거나 때리면서 물에 희석해도 자연치유력은 그대로 유지된다
- 동종요법은 독성물질을 이용해서 물에 자연치유력을 기억시켜서 질병을 치료한다
- 호르몬의 정보를 물에 기억시킨다.

저는 동종요법을 접하고 독성물질 대신 딸아이가 필요로 하는 바소프레신의 정보를 기억시키면 애가 좋아질 것 같다는 생각을 하게 되었습니다. 그야말로 밑져야 본전이니까요.

호르몬의 정보를 담은 물

그래서 동종요법의 방법대로 호르몬의 정보를 담은 물을 만들어서 아이에게 마시게 했습니다. 그런데 놀랍게도 보통 아이가 오후 2시경 약 기운이 떨어지는데, 물을 마신 다음날 오후 6시까지 약 기운 떨어지는 시간이 연장된 것입니다. 당시 초등학교를 다니고 있었기 때문에 그 정도면 아이가 생활하는 데 아무런 불편함이 없었습니다. 그 시간은 점차적으로 길어져서 어느 순간부터는 하루에 바소프레신 약을 한 번만 넣어도 되게 되었습니다. 저와 집사람의 평생 소원이 우리 애가 하루에 한 번만 약을 넣어도 되는 것이었습니다. 그러면 생활하는 데 아무런 불편이 없으니까요. 그런데 그 소원이 내가 별 기대하지 않고 만든 물 때문에 단번에 이루어진 것입니다. 단지 약기운이 떨어지는 기간이 늘어났을 뿐 아니라 약기운이 떨어질 때 나타나는 힘든 증상들도 모두 없어졌습니다. 신기함을 넘어서 오히려 허무할 정도였지요.

'설마, 내가 만든 물 때문에 그랬을까? 얘가 그냥 변했겠지.' 물을 중지하기도 했습니다. 그랬더니 바로 옛날 상태로 돌아갔고 아이는 또 힘들어 했습니다. 저도 믿지 못해서 여러 번 의심을 하면서 '아! 정말 호르몬 정보가 물에 기억되는구나!' 하는 것을 알게 되었습니다. 소풍도 못 가던 아이가 지금은 유학까지 가서 대학교를 졸업했습니다. 너무 큰 변화지요.

그런데 아이의 키가 160cm가 되었을 때 아이가 자기는 조그만 게 좋고 더 이상 키 크고 싶지 않다고 했습니다. 아이도 매일 성장호르몬 주사를 7년이나 맞았으니 얼마나 지겨웠겠어요. 마침 그 당시 앙케이트 조사에 의하면 남자가 가장 선호하는 여자의 키가 164cm 라고 했습니다. 내심 지금 중지하더라도 아이가 뼈도 성숙하면서 164cm 정도까지 자랄 것으로 생각했습니다. 사실 성장호르몬은 단지 키가 크는 용도뿐 아니라 우리 몸의 대사 작용을 위해서도 적절하게 필요합니다. 그래서 이번에는 성장호르몬 주사를 중지하고 대신 성장호르몬 정보를 물에다 담아서 아이에게 주었습니다. 놀랍게도 성장호르몬 정보 물만 마신 후에도 아이의 성장은 계속 지속되어서 지금은 아이의 키가 168cm입니다. 여자로서는 오히려 큰 키이지요. 물로 키가 큰 것입니다.

마음에도 영향을 주는 물

아이가 일본으로 유학가기 직전의 일입니다. 갑자기 슬픈 노래를 들으면 눈물이 난다고 하였습니다.

보통 아이 같았으면 '사춘기니까 그럴 수도 있겠다.' 하겠지만, 평소에 하도 명랑하던 아이가 그러니까 의심스러워서 다그쳤습니다. 여태까지는 내가 만든 호르몬 원액(바소프레신+성장호르몬)을 엄마가 100배 정도 희석해서 주면 아이가 마셨는데, 유학가면 그럴 수 없으니 앞으로는 물을 직접 희석해서 먹으라고 했는데, 딸아이가 귀찮으니까 엄마 모르게 정수기물을 그대로 뽑아서 마셨던 것이었습니다.

성장호르몬이 결핍되면 부작용으로 우울증 증세가 올 수 있습니다. 아이가 성장호르몬 정보 물을 마시지 않으니까 성장호르몬 결핍 증세가 나타난 것입니다. 다시 제가 만든 성장호르몬 정보 물을 마시고 아이는 명랑해졌습니다. 그렇게 해서 물이 마음에까지 영향을 준다는 것도 알게 된 것이지요.

제가 물에 관한 책을 출간하면서 딸아이가 좋아진 얘기를 썼습니다. 그걸 보고 많지는 않지만 딸아이와 똑같이 뇌하수체를 절제한 환자들이 연락해 왔습니다. 그래서 그런 아이들을 내가 도와주게 되었는데, 그 아이들도 모두 다 좋아졌습니다. 100미터도 걷지 못해서 고등학교를 휴학할 수밖에 없었던 아이가 내가 보내 준 물을 마시고 좋아져서 복학할 수 있게 되었을 뿐 아니라 지금은 대학생이 되었습니다. 목이 말라서 하루에 6~7번을 밤에 깨던 애가 사흘에 한 번 정도만 약을 먹어도 괜찮을 정도까지 변했습니다. 이런 사례들을 보면서 물의 치유능력이 내 딸뿐 아니라 많은 사람에게 도움이 될 수 있는 일반적인 능력이라는 것을 체험했습니다.

그 후 정보를 담은 물이 내 딸과 같은 뇌하수체를 절제한 환자들뿐 아니라 다양한 질환에도 적용되는 것을 알게 되었습니다. 어떤 분은 갑상선 호르몬 결핍상태인데 도와줄 수 없냐고 부탁했습니다. 같은 원리이니까 못 할 것 없지요. 평소에 물만 마셔도 살이 찌고 항상 피로에 찌들어 살던 그 분은 갑상선 호르몬 물을 마신 후부터는 음식을 많이 먹어도 살이 찌지도 않고 또 피곤하지도 않다고 합니다. 또 어떤 분은 갱년기 증상이 심한데 방법이 없냐고 부탁해서 갱년기 여성한테 필요한 여성호르몬 정보를 물에 담아 주었습니다. 역시 심한 갱년기 증상이 사라지는 것을 볼 수 있었습니다. 뭐든지 필요한 정보를 물 속에 담을 수 있는 것이지요.

몇 년 전 영화배우 이은주 씨가 우울증 증세로 자살하면서 우리 사회에 적잖은 충격을 안겨주었습니다. 그 후에도 많은 여성 연예인들이 우울증 증세로 자살했지요. 그래서 엔돌핀과 세로토닌이라는 물질들을 이용해서 우울증을 극복할 수 있는 물을 만들 수 있었습니다. 역시 많은 우울증 환자들이 물을 마시고 우울증을 이길 수 있었습니다. 제 딸이 성장호르몬이 결핍될 때 우울해지는 것을 체험했다는 것을 말씀드렸지요? 물이 사람의 마음에도 영향을 줄 수 있는 것입니다.

뇌질환들은 약으로 치료하기 어렵습니다. 인체에는 뇌를 보호하기 위한 두뇌혈류장벽(Blood Brain Barrier)이라는 것이 있어서 약물이 함부로 뇌에 도달하지 못합니다. 그래서 뇌의 질환을 약으로 치료하기 어려운 것입니다. 하지만 물은 어디든지 통과합니다. 정보를 담은 물은 약과는 달리 아주 안전하게 뇌와 마음에 큰 영향을 줄 수 있습니다. 우울증 외에도 스트레스를 많이 받는 분이나 강박관념, 공황장애, 심지어는 학교에서 전혀 적응하지 못하는 ADHD(Attention Deficit Hyperactivity Disorder, 주의력결핍 및 과잉행동장애) 환자들도 물만 마시고 좋아질 수 있습니다. 최근에는 물로 파킨슨씨병, 치매, 자폐, 기면증(수시로 잠을 자는 병)과 같은 현대의학이 어쩔 수 없는 두뇌질환들도 좋아지는 것을 경험했습니다.

인연의 완성, 우연에서 필연으로

사실 물이 호르몬 정보를 기억한다는 것은 물 연구에서도 가장 어려운 부분입니다. 그런데 저는 딸아이가 인연이 돼서 물의 기억하는 능력부터 체험한 것이지요. 이렇게 수호천사로 저를 찾아온 딸아이 때문에 제가 물을 연구하게 되었습니다. 지금은 딸아이뿐 아니라 난치병으로 고생하는 많은 분들을 물로 도와줄 수 있게 되었으니 정말 감사할 수밖에 없습니다. 무엇보다 수호천사로 저를 찾아온 딸에게 가장 감사합니다. 딸이 아프지 않았다면 어떤 시작도 없었을 테니까요. '어디서 와서 어디로 가는가?' 정말 실감할 수밖에 없습니다.

예수께서 사람들이 받아들이는 믿음에 대해서 씨앗을 비유로 설명하면서, 옥토에 떨어지는 씨앗도 있고 가시밭에 떨어지는 씨앗도 있고 돌밭에 떨어지는 씨앗도 있다고 했습니다. 오늘 물에 대해서도 같은 비유로 설명하겠습니다.

여러분과 저는 의도하고 만나지 않았습니다. 모두들 우연히 만났지만 어떤 분은 오늘 제가 하는 얘기를 듣고 '참 황당한 이야기도 들어봤다.'고 끝날 수도 있지요. 바로 성경의 표현으로는 돌밭에 떨어진 씨앗이라고 할까요?

그런가 하면 어떤 분은 '물이 참 중요하구나.' 라고 생각하실 것입니다. 하지만 그것이 내 생활에서 좋은 물을 마시는 것으로 연결되지는 않습니다. 가시밭에 뿌려진 씨앗이라고 할까요? 씨앗이 싹이 트다가 마는 것이지요.

그런데 어떤 분은 '아, 정말 물이 중요하구나!' 단지 이렇게 생각할 뿐 아니라 좋은 물을 마시는 것을 실천합니다. 이렇게 해서 나의 삶이 변하고 내 가족이 건강하게 될 때, 여러분과 저와의 만남이 우연이 아니라 필연으로 완성되는 인연이 되는 것입니다. 바로 옥토에 뿌려져서 풍성한 열매를 맺는 씨앗을 말하지요. 내가 옥토가 될 때 비로소 인연을 완성할 수 있는 것입니다.

저의 물에 관한 정보사이트 (www.kimswater.net)의 자유게시판에 올라온 글들입니다.

성장이 멈춰가던 딸아이 키가 컸습니다

중3 아이의 키가 지난 겨울부터 거의 정체상태였습니다. 아이가 기대했다가 실망할까 봐 일단 마셔 보자고만 했습니다. 어차피 마시는 물이니까 좋은 물 마시고 키도 크면 좋은 일이다 이렇게 생각했지요. 5월부터 마시기 시작했습니다. 학교 갈 때도 매일 700밀리 정도의 물을 들려 보냈구요.

마신 지 두 달이 넘어가도 키는 자라지 않는 것으로 보였습니다. 그런데 여름방학이 시작되고 아이가 갑자기 잠을 많이 자기 시작했습니다. 어떤 날은 하루에 열두 시간도 자더군요. 잠을 많이 자는 아이가 아닌데 어디 아픈 것은 아닌지 걱정을 할 정도로 잤습니다. 그러던 중 어느 날 아이랑 같이 나란히 섰는데 아이 키가 제 키를 넘어섰더군요. 5월부터 마셨으니까 4개월 정도 마셨을 때 2센티가 자랐습니다. 2센티가 자랐는데 160센티가 넘으니까 길이감이 달라보였습니다.

아이가 아주 작은 편은 아니지만 160이 안 돼서 조금 더 컸으면 했었습니다. 이제 160이 넘었습니다. 아이도 저도 매우 기쁘답니다. 욕심 같아서는 조금 더 컸으면 합니다. 아직 성장판이 완전히 닫힌 것은 아니라고 하니까 기대를 해 봅니다.

미네랄 물을 접한 이후로 주변 사람들에게 미네랄 물 다단계 하느냐는 얘기를 들을 정도로 물 이야기를 하고 다닙니다. 제가 권한 미네랄 물을 마시고 불면증으로 고생하던 사람이 잠을 푹 자게 되었다고 하고 아토피가 좋아졌다는 말도 들었습니다. 수치상으로 당뇨는 아니지만 심한 갈증 등 전형적인 당뇨병 증상을 보이던 분이 물을 마시고 더 이상 갈증을 느끼지 않는다고 합니다. 열심히 미네랄을 권해도 말을 듣지 않는 사람들을 보면 답답합니다. 하긴 예수님도 "들을 귀가 있는 사람은 들으라"고 하셨으니 말 안 듣는 사람은 복이 그것밖에 안 되는 것이려니 합니다.

가까운 사람들에게는 일일이 설명하기가 입이 아파서 제가 신청해서 보내 주고 또 교수님 홈페이지를 소개하고 있습니다. 아픈 사람이 미네랄 물을 마시고 좋아진다면 얼마나 좋은 일입니까? 교수님께 감사드립니다.

불면증과 우울증이 없어졌어요.

저는 우울증과 강박장애로 1년 정도 정신과에서 처방을 받아 수면제를 복용하지 않으면 잠을 못 이루었습니다.

그러던 중 교수님의 책을 통해 우울증 정보미네랄을 알게 되었고 이 물을 현재 약 한달 보름 정도 마시고 있는데, 요즘 너무 잠을 잘 자고 있는 저의 모습을 발견하게 되었습니다. 이제는 병원 예약도 완전 끊고 약도 전혀 먹지 않고 있습니다. 잠을 잘 이루니 아침이 너무 개운하고 머리도 맑아지는 것 같구요... 특히 주변에서 제가 한결 기분이 좋아 보인다는 소리를 자주 듣습니다. 너무 신기하고요.. 이 물의 효과가 더욱 본격적으로 나타나는 것 같습니다.

또한 저는 불면증과 피로감으로 늘 피부가 거칠고 뾰루지가 많이 났는데, 이제는 주변에서 피부가 맑아졌다고들 하네요. 물론 뾰루지도 없어졌구요. 신기합니다. 이 물은 대한민국의 보배가 아닐까 생각이 들 정도로 요즘은 자연미네랄 전령이 되어 주변에 소개를 많이 하고 있어요. 한번 마셔 본 사람은 절대 다른 물은 안 마시더군요^^ 항상 감사한 마음으로 마시고 있습니다. 교수님, 더욱 좋은 연구 많이 부탁드립니다.^^*

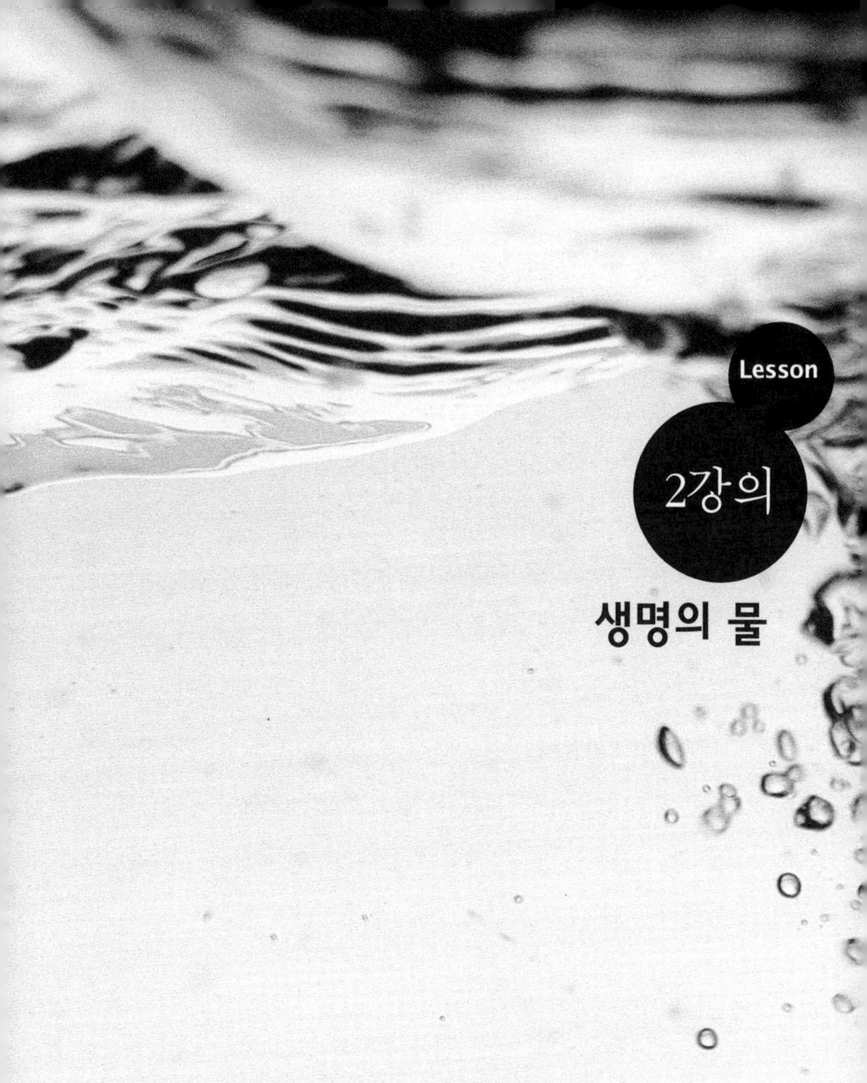

Lesson

2강의

생명의 물

약은 약이고 물은 물이다!

'약은 약이고 물은 물이다!' 이것은 성철스님의 유명한 '산은 산이고 물은 물이다!' 라는 말씀을 카피한 것입니다. 약이 무엇이지요? 병을 치료하는 것을 약이라고 하지요. 그런데 현대의학에서의 약의 정의는 다릅니다. 단일 반응에 영향을 주는 단일 성분을 약이라고 정의합니다. 나중에 그런 단일 성분들로 이루어진 약을 섞어서 처방하더라도 여러 성분이 한 개의 약에 담겨 있지는 않습니다. 한약도 현대의학의 개념에서는 약이 될 수 없지요. 하지만 사람들은 병을 치료하는 물질을 약이라고 합니다. '꿩 잡는 게 매' 라는 말도 있지요?

물은 현대의학의 정의로는 약이 될 수 없지요. 하지만 병을 치유합니다. 전통적인 견해로는 병을 치유하는 것이 약이지요. 그래서 물은 물이지만 또 병을 치유하는 약이 되기도 하는 것입니다. 그런 역할을 하는 물을 '기능성 물'이라고 표현합니다.

의식동원醫食同原

옛날 조상들은 좋은 음식과 질병을 치유함이 같은 원천이라는 뜻으로 의식동원(醫食同原)이라고 표현했습니다.

실제로 좋은 먹을거리만으로도 병이 치유되는 것을 볼 수 있습니다. 저희 집에서는 화학조미료를 전혀 쓰지 않습니다. 쌀이나 채소도 유기농제품만 사용합니다. 그래서 저는 항상 건강식을 먹는다고 생각했는데, 어느 날 딸아이와 식사하는데 아이가 '아빠가 집에서 식사를 자주 했으면 좋겠다.' 고 말했습니다. 저는 그제야 평소 그렇게 건강식을 강조하면서 정작 집에서 가족들과 식사하는 날이 거의 없다는 것을 깨달았습니다. 매일 밖에서 어떤 재료로 어떻게 만들었는지도 모르는 음식을 먹고, 끊임없이 이어지는 술자리도 피할 수 없습니다. 의식동원, 참 좋은 이야기고 좋은 걸 먹어야 한다는 것도 아는데 막상 실천을 못하는 거예요. 여러분들도 도시락 싸 가지고 다닐 수는 없잖아요.

어떻게 해야 할까요? 그 해답은 바로 좋은 물을 마시는 것에 있습니다. 음식은 수천 가지이고 또 체질에 따라 맞지 않는 음식도 있고, 가려먹기도 힘들 뿐 아니라 음식을 가려먹는 것 자체가 위험할 수도 있습니다. 하지만 물은 한 가지이고 물이 맞지 않는 사람도 없습니다. 내 몸에 좋은 물은 어디서든지 쉽게 만들어 마실 수 있습니다 내 모습 그대로, 아무것도 바꿀 필요 없이 단지 좋은 물을 마시는 것만으로 많은 사람들이 건강을 유지하고 질병을 치유합니다.

내 모습 그대로……

'운동을 해라, 술 마시지 마라, 담배 피우지 마라, 좋은 음식 먹어라……' 그렇게 하면 몸에 좋을 것이라는 것을 모르는 사람은 아무도 없어요. 하지만 대부분의 사람들은 건강이 무너지기 전까지는 이런 일들을 절대 실천하지 않습니다. 내 모습 그대로 담배 피우고, 술 마시고, 나쁜 음식 먹고, 나쁜 생각하고……. 좋습니다. 내 모습 그대로 하세요. 단지 물만 좋은 물로 바꾸세요. 너무나 쉽죠?

물은 답을 알고 있다!

'물은 답을 알고 있다!' 이것도 남의 책 카피인데, '에모토 마사루'라는 일본사람이 《물은 답을 알고 있다》는 책을 써서 세계적인 베스트셀러가 되었습니다.

눈을 확대경으로 보면 아름다운 6각형의 결정을 이루고 있습니다. 에모토 씨의 책에 의하면 물을 특별한 조건에서 얼렸다 녹일 때, 단순한 6각형의 결정뿐 아니라 물이 기억하고 있는 정보에 따라 매우 다양한 결정을 형성한다고 합니다. 예를 들어서 물에 사랑의 마음을 준 다음 찍은 얼음결정 사진과 물에 욕을 한 후 찍은 사진은 완전히 다른 모습을 보여 줍니다. 욕을 하고 찍은 얼음사진은 제대로 결정을 형성하지도 못하는 반면에, 사랑의 마음을 준 후 찍은 얼음결정 사진은 아름다운 모습을 보여 준다는 것입니다.

다음 사진은 나중에 자세히 살펴볼 자연미네랄 환원수의 결정사진입니다 . 저도 최근 일본의 에모토 씨의 연구소를 방문해서 결정사진을 찍는 모습을 살펴보았습니다. 그런데 저는 에모토 씨의 결정사진이 재현성도 없고 100개 중 1개 정도의 대표 이미지를 고르는 방식으로, 전혀 과학적인 접근방법이 아니라고 생각합니다. 수돗물을 찍어도 다양한 이미지의 사진이 있으

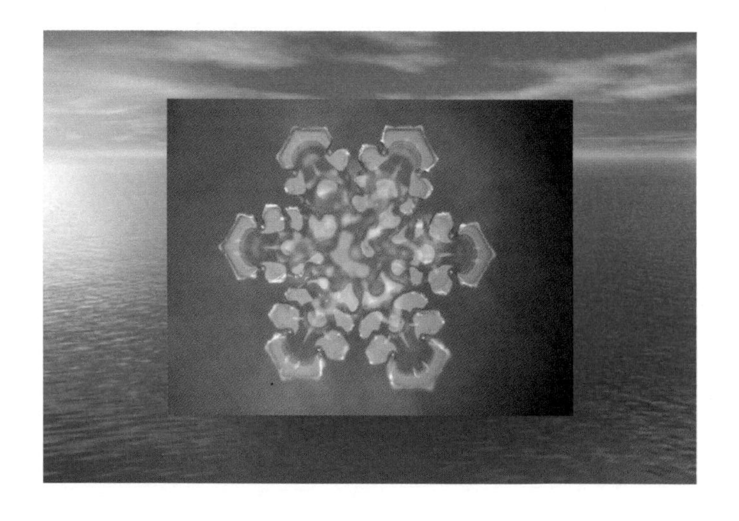

니까요. 그 중에서 원하는 사진을 1개 고르는 방법은 문제가 있을 수 있다고 봅니다.

하지만 저는 에모토 씨에게 감사합니다. 제가 세미나나 강연을 할 때 항상 물이 기억을 한다는 사실과 그 구체적인 사례들을 얘기합니다. 과거에는 "교수라는 사람이 이상한 얘기를 한다'고 의아해 하는 표정들이 역력했으나, 에모토 씨의 책이 베스트셀러가 된 후부터는 모두들 '그것은 당연한 얘기지.' 하고 받아들입니다. 진위 여부를 떠나서 에모토 씨는 물이 기억을 한다는 어려운 개념을 대중화시켰습니다. 오늘은 '물은 답을 알고 있다!'를 나의 관점에서 이야기하겠습니다.

현재 여러분들에게 강의할 정도로 제가 물로 유명해졌는데 사실 물 연구를 시작한 지 얼마 되지도 않습니다. 저는 원래 단백질에 관한 연구와 유전자에 관한 연구를 주로 하는 정통 생화학자였는데, 제 딸아이가 제가 만든 물로 건강해지는 바람에 물에 관심을 갖게 되었고, 시중에 물에 관한 제대로 된 책이 없는 것 같아서 아예 제가 아는 지식으로 직접 책을 쓰게 되었습니다. 그런데 책을 쓴 후에 전문가로 대접을 받아서 글도 부탁받고 방송에도 출연하게 되었습니다. 제가 물에 관한 연구를 제대로 하지도 않는 상황에서 물의 전문가로 대접받게 된 것이지요. 전문가의 체면을 위해서 할 수 없이 그때부터 물에 관한 연구를 시작하게 된 것입니다.

어쨌든 제가 지금은 물 연구의 권위자로 대접받고 있는데, 사실 제가 똑똑하거나 대단해서가 아니라 세상에 물 연구하는 학자들이 별로 없기 때문에 그렇게 된 것입니다. 이 세상에 마시는 물을 가르쳐 주는 대학도 없고, 아예 그러한 과목도 없습니다. 제가 마시는 물의 기능성을 연구하는 거의 유일한 학자이기 때문에 어쩔 수 없이 우리나라 물 연구의 전문가, 권위자가 된 거예요. 그런데 실제로 세계적으로도 저만큼 물을 많이 아는 사람도 없는 것 같아요. 그것 역시 우리나라뿐 아니라 전 세계의 학자들도 물 연구에 관심이 없다는 것을 의미하지요.

어떤 물을 선택할 것인가?

'물이 블루오션이다.' '21세기는 물의 시장이다.' '물 전쟁이 벌어진다.' 그런 얘기 들어보셨지요? 그런데 '왜 중요한데? 뭐가 중요한데?' 라고 물어 보면 막상 대답할 말도 없습니다. 물이 중요한 것 같은데 막상 물의 기능성에 대해서 알려 주는 사람도, 연구하는 사람도 거의 없습니다.

최근 대체의학 심포지움에서 제가 물의 병을 치유하는 능력에 대해서 소개했습니다. 그 자리에서 다른 연자들이 세계 각국의 대체의료현황과 다양한 치유방법을 소개했습니다. 예를 들어서 소리치유, 향기치유, 빛치유, 자기치유, 전기치유, 마음치유, 침, 기공, 약손, 최면, 심지어는 원격치유까지 사용하고 있었습니다. 그런데 놀랍게도 그 중에 물로 치유하는 방법은 단지 동종요법만 소개되고 있었습니다. 동종요법은 효과적인 치유방법이지만 전문가가 아니면 사용하기가 매우 어렵지요.

이것은 물로 병을 치유하는 것이 우리나라뿐 아니라 전 세계적으로도 이제 막 시작하고 있는 학문이라는 것을 보여 주고 있다고 할 수 있습니다. 정말 물 파랑새라는 단어를 실감할 수밖에 없습니다.

여러분들은 단순히 깨끗하기만한 물과 내 몸의 건강을 지켜주고 만성질환까지 치유하는 '생명의 물'이 있다면 어떤 물을 선택하시겠습니까? 알고도 단순히 '깨끗한 물'을 선택하는 사람은 없을 것입니다. 그렇기 때문에 사람들이 올바른 선택을 할 수 있도록 먼저 좋은 물의 위력을 세상에 알리는 것이 무엇보다 중요하겠지요.

다양한 기능성 물

기능성 물은 기능성이 있는 물을 말합니다. 건강을 유지하게 해 주고 병을 치유하게 하는 그런 물을 기능성 물이라고 해요. 하지만 아직도 낯선 이름이지요?

일반적으로 물은 오염물질이 가득 차 있다고 보고, 오염물질을 제거한 깨끗한 물을 만드는 것, 바로 말 그대로 정수(淨水), 그 이상의 물의 개념이 없죠. 하지만 물은 더 대단한 역할을 합니다. 다양한 기능성 물이 있습니다. 자연계에도 뛰어난 기능성 물이 있고, 또 인공적으로도 기능성 물을 만들 수 있습니다.

수소가 풍부한 물

가장 많이 알려져 있는 직류전기를 이용하는 전기분해 알칼리환원수, 격막을 사용하지 않고 전기분해해서 만드는 중성환원수, 교류전원으로 약알칼리성의 환원력이 강한 물을 만드는 교류환원수, 정전장으로 물의 구조를 치밀하게 만드는 전자수, 자연계의 미네랄로 만드는 미네랄 환원수…….

이러한 물들은 모두 수소가 풍부한 물이고, 노화의 원인이자 만병의 근원인 활성산소를 없애는 데 초점을 두고 있습니다.

수소가 풍부한 물들은 미네랄 환원수를 제외하고는 전기를 이용합니다. 전기에너지로 생산한 물들은 물에 전자파가 기억되기 때문에 병을 고치는 기능성을 갖고 있더라도 자연의 물과 같이 좋은 정보를 갖고 있다고 할 수는 없겠습니다. 만약 이러한 물에 자연의 물과 같은 좋은 정보를 담을 수 있다면 생명의 물이라고 해도 손색이 없을 것입니다.

산소가 풍부한 물

하지만 반대의 개념의 기능성 물도 있습니다. 바로 산소가 풍부한 물입니다. 실제로 암세포 안의 산소압을 측정해 보면 산소압이 매우 낮으며, 산소압이 낮은 상태에서 세포가 암화되는 것이 밝혀지기도 했습니다. 산소가 많은 환경에서도 암세포가 제대로 자랄 수 없습니다. 그 외에도 산소수는 면역기능의 상승, 간의 해독능력증가, 혈류촉진, 빠른 피로회복 및 강장효과를 비롯해서 전반적인 인체의 대사능력을 상승시킵니다. 남극의 얼음에 있는 산소의 양을 측정한 결과, 태고적 지구의 대기는 현대보다 산소를 50% 더 함유하고 있었다고 합니다. 특히 대도시에서 산소 결핍 상태에 살고 있는 현대인은 산소수를 필요로 합니다.

자화수, 파이워터, 로렌젠워터, MRET

자석의 에너지를 담는 자화수도 기능성 물이라고 할 수 있습니다. 자석을 사용할 때는 자석의 극성에 따라서 물의 성질이 달라집니다. 자석의 N극이 물과 접촉할 때 인체친화적인 6각수가 잘 형성됩니다. 반면 자석의 S극과 접촉한 물은 장기적으로 사용하기에는 부담이 되는 물이라고 할 수 있습니다.

그 외에 일본의 야마시다 박사가 개발한 파이워터, 미국의 로렌젠(Lorenzen) 박사의 로렌젠워터(Micro-clustered water), 러시아 슈미리노프 박사의 MRET와 같은 특별한 기능성 물도 있습니다. 이러한 물들은 물의 구조가 치밀하고 또 인체에 도움이 되는 정보를 담고 있다고 하겠습니다.

호르몬 정보수

제가 딸을 위해 만들기 시작한 호르몬 정보를 담은 물의 경우는 아주 구체적인 기능성 물이라고 할 수 있겠습니다. 사실 저는 딸을 통한 특별한 인연이 있어서 물에 정보가 담긴다는 것을 체험하고 시작했지만, 딸에게 필요한 바소프레신 호르몬과 성장호르몬 외에도 어떤 정보도 물에 담길 수 있습니다.

물에 담기는 다양한 정보는 과학적으로는 아직 이해하기 어려운 부분입니다. 현대과학은 아직도 물에 정보가 담긴다는 것을 제대로 설명하지 못하고 있습니다. 그래서 저는 먼저 이 세상에 많이 알려져 있고 이미 과학적인 접근이 많이 되어 있는 알칼리 환원수를 정보를 담는 그릇으로 선택했습니다.

사실 나중에 자세히 살펴보겠지만 정보는 단지 물에 한정되지 않고 전기에도 공간에도 어느 매체에도 담길 수 있습니다. 더구나 이러한 정보는 디지털화해서 인터넷을 통해 어느 곳에든 쉽게 전달될 수도 있습니다.

좋은 물의 조건

그러면 어떤 물이 좋은 물일까요? 먼저 전통적으로 알려져 있는 좋은 물의 조건을 말씀드리겠습니다.

- 첫째, 오염물질이 없는 깨끗한 물
- 둘째, 미네랄이 풍부한 물
- 셋째, 약알칼리성의 물

보통 물이 이런 조건들을 충족할 때 좋은 물이라고 할 수 있을 것입니다. 하지만 저는 더 나아가서 인체를 건강하게 하며, 아픈 사람을 치유까지 할 수 있는 생명의 물은 다음의 조건들을 추가로 충족해야 한다고 생각합니다.

- 넷째, 만병의 근원으로 알려진 활성산소를 제어하는 물
- 다섯째, 6각수가 풍부한 치밀한 구조의 물
- 여섯째, 인체에 이로운 정보를 담고 있는 물

깨끗한 물, 역삼투압방식

깨끗한 물을 마셔야하는 것은 당연하지요. 우리나라에서는 1991년 두산전자의 낙동강 페놀방류사건 이후로 깨끗한 물을 마시고자 하는 열망이 생겼어요. 그 열망에 의해서 현재 깨끗한 물을 만드는 데는 우리나라가 거의 세계 최고수준이라고 할 수 있습니다.

그런데 깨끗한 물을 만들고자 하는 열망으로 선풍적인 인기를 끌게 된 역삼투압 방식의 정수기는 몸에 꼭 필요한 필수미네랄도 모두 제거하는 단점이 있습니다. 현재 우리나라 정수기 시장의 80%는 역삼투압 정수방식을 사용합니다. 역삼투압 방식은 물 속에 있는 미네랄을 다 빼버립니다. 우리나라의 대부분의 물은 경수가 아니라 연수에요. 연수라는 것은 칼슘과 마그네슘의 농도가 낮은 물을 말합니다. 그런데 역삼투압 방식은 연수에 조금 있는 필수 미네랄마저 모두 제거하고 맙니다.

역삼투압 방식은 아주 미세한 기공이 있는 인공적으로 만든 역삼투막(10^{-9}-10^{-8}m)에 삼투압과 반대되는 방향으로 강한 압력을 가해 물을 통과시키는 방법입니다. 그런데 강한 압력을 가해 미세기공을 통과시키기 때문에 수돗물의 일부분만 정수되고 나머지 물을 모두 버려야 합니다. 실제로 수돗물 1리터를 역삼투압 정수기로 걸러내려면 5-7리터의 물을 버려야 합니다. 가뜩이나 물 부족 국가로까지 분류되고 있는, 끊임없이 물 공급을 걱정하고 있는 한국에서 역삼투압 방식은 근본적인 문제를 갖고 있다고 하겠습니다.

여러분들 중에 '우리 집 정수기도 역삼투압 정수기 아닌가?' 하면서 걱정하시는 분도 있을 것입니다. 걱정하지 마세요. 아주 간단하게 역삼투압 물도 생명의 물로 바꿀 수 있습니다. 강의가 진행되면서 그 비밀을 자연스럽게 알려드리겠습니다.

미네랄이 풍부한 알칼리성의 물

미네랄과 알칼리성은 서로 분리될 수 없는 동전의 양면과 같은 것입니다. 미네랄이 있을 때 알칼리성이 유지됩니다. 미네랄이 없으면 알칼리성이 유지될 수 없습니다. 그렇기 때문에 역삼투압 방식의 물은 공기 중에 내버려 두면 이산화탄소를 흡수해서 바로 산성이 됩니다. 역삼투압 방식의 물은 깨끗함을 얻은 대신 너무 많은 것을 희생한 셈이지요.

먹을 것이 너무나 풍부한 현대에도 영양실조가 있습니다. 바로 만성적인 미네랄 부족에 의한 영양실조입니다. 대부분의 현대인은 만성적인 미네랄 부족 현상에 시달리고 있으며, 그로 인해서 다양한 만성질환들이 생깁니다.

특별히 칼슘과 마그네슘 부족으로 많은 질병들이 생기고, 또 희귀미네랄 부족으로도 질병들이 생깁니다. 실제로 단지 미네랄 농도가 풍부한 물을 마심으로써 많은 질환으로부터 해방되는 것을 볼 수 있습니다. 더구나 미네랄이 적절하게 녹아 있는 물은 물맛도 좋아지니 일거양득입니다.

더 나아가서, '생명의 물'의 조건

전통적인 좋은 물의 조건을 한마디로 표현하면 미네랄이 풍부한 알칼리성의 물이라고 할 수 있겠습니다. 그런데 아직 치유능력이 있는 물이라고까지 하기에는 뭔가 부족합니다. 만성질환을 치유까지 하는 물이 되기 위해서 몇 가지 조건이 더 필요합니다. 그런 조건들을 간략하게 살펴보겠습니다.

환원력이 풍부한 물

최근 알칼리성의 물을 넘어서 좋은 물의 조건으로 환원력이 있는 물이 추가되고 있습니다. 환원력은 산화력의 반대입니다. 환원력이 풍부한 물은 만병의 근원이고 우리가 늙어가는 원인으로 알려져 있는 활성산소를 제거해 줍니다.

산소는 천사의 얼굴과 악마의 얼굴을 동시에 지니고 있습니다. 우리 몸은 산소를 꼭 필요로 하지만 우리가 마시는 산소의 일부분은 활성산소로 변합니다. 우리 몸은 신호전달과 외부에 침입한 적을 격퇴하기 위해서 활성산소를 필요로 하지만 여분의 활성산소는 박테리아를 죽이는 힘으로 우리 몸의 조직도 파괴합니다. 실제로 활성산소로 많은 질병이 비롯됩니다. 물이 활성산소를 없앨 수 있다면 그 물은 활성산소로 비롯되는 많은 질병에 대해서 치유효과를 나타낼 수 있을 것입니다.

환원력을 포함해서 다시 정리하면 좋은 물은 미네랄이 풍부한 알칼리 환원수라고 표현할 수 있겠습니다. 이제 '생명의 물'에 많이 가까워졌습니다.

6각수가 풍부한 물, 구조가 치밀한 물

이번에는 물의 구조에 대해서 얘기하겠습니다. 여러분 6각수에 대해서 들어보셨지요? 그런데 6각수가 무엇인지 아는 분은 거의 없는 것 같습니다. 대부분 그냥 좋은 물로만 알고 있지요. 물은 H_2O 분자가 각각 단분자 상태로 있는 것이 아니라 5개나 6개로 뭉쳐서 존재합니다. 물이 5개가 떼지어 다니는 것을 5각수라 하고 6개가 떼지어 다니는 것을 6각수라고 하고, 물에는 5각수와 6각수가 섞여 있습니다.

5각수에 비해서 6각수는 구조가 치밀해서 세포를 외부의 자극이나 교란으로부터 보호해 줍니다. 암세포 주위에는 5각수가 많이 있습니다. 암세포는 6각수를 싫어합니다. 실제로 6각수가 풍부한 물에서는 암세포가 제대로 자라지 못합니다.

그러면 어떻게 6각수를 만들 수 있을까요? 전기분해의 음극에서도 6각수가 일정 부분 만들어지고, 자석의 N극 쪽에서도 6각수가 증가하고 또 좋은 정보에 의해서도 6각수가 많이 만들어집니다.

물에 담기는 정보

마지막 '생명의 물'의 조건은 바로 물에 담기는 정보입니다. 물에 좋은 정보가 담길 때 '생명의 물'이 만들어집니다. 좋은 정보가 물에 담길 때 또 구조가 치밀한 6각수도 만들어지는 것입니다. 여러분들은 이미 물에 담기는 정보가 낯설지 않지요?

동의보감의 '탕약편 논수품'에 기운에 따라서 33가지의 다른 물을 표현하고 있습니다. 그 중 제일 먼저 나오는 물이 정화수입니다. 바로 마음이 담긴 물을 말하지요. 기도하는 어머니의 마음을 담아서 우주의 끝까지 올라가는 그런 물을 정화수라고 합니다. 지금도 끊임없이 정화수는 만들어지고 있지요.

동의보감의 물 중 현대에 활용할 만한 물을 소개하겠습니다.

'생숙탕'이란 물이 있습니다. '음양탕'이라고도 하는데 찬물과 더운물이 섞이는 물이예요. 그 과정에서 특별한 에너지가 담긴다고 생각됩니다. 생숙탕은 위장장애를 고쳐 주며, 독이 들어 있는 음식을 토해내고, 곽란을 다스릴 수 있다고 합니다. 도처에 냉온수기가 있는 요즘에 생숙탕은 만들기도 쉽기 때문에 현대인이 활용해 볼만 합니다.

찬물은 교감신경을 긴장시켜서 박테리아를 죽이는 과립구를 많이 생성하게 되고, 또 과립구는 몸에 해로운 활성산소를 많이 발생시킵니다. 아주 무더운 여름이 아니면 내장을 차게 해서 몸에 해로운 찬물 대신 생숙탕을 권합니다.

우리 조상들은 물에 담기는 정보의 위력을 이렇게 다양하게 표현했는데, 현대과학은 물에 담기는 미세한 정보를 측정할 수 없기 때문에 그저 비과학적인 것이라고 표현하면서 무시했습니다. 그런데 과학이 발전하면서 저를 포함한 많은 학자들이 물에 담기는 정보도 과학의 영역으로 편입시키기 위해서 노력하고 있습니다.

생명의 물의 완성

자, 여태까지 공부한 것들을 정리해서 이제 생명의 물을 완성해 보겠습니다. 오염물질이 없는 깨끗한 물은 말할 필요도 없는 당연한 조건이니까 생략하고 여태까지 나온 조건들을 모두 정리해서 표현하겠습니다.

좋은 정보를 담은 구조가 치밀한 미네랄 알칼리 환원수!

전기분해 알칼리수와 같이 6각수가 풍부한 물에 좋은 정보가 담겨 있지는 않습니다. 하지만 좋은 정보를 담은 물은 구조가 치밀한 6각수를 형성합니다. 그리고 미네랄이 풍부한 환원수는 인체친화적인 알칼리성을 나타내니까 더 쉽게 마지막으로 정리해 보겠습니다. 좋은 정보를 담은 미네랄 환원수!

가장 간략하게 표현한 좋은 물, 생명의 물의 조건입니다.

제일 먼저 접한 좋은 물, 전기분해 알칼리환원수

제가 제일 먼저 접한 좋은 물은 전기분해 알칼리환원수입니다. 전기분해에 의해서 미네랄이 풍부한 알칼리성의 환원수가 만들어집니다. 집사람이 주부습진이 있는데 물을 마시고 없어졌습니다. 전기분해 알칼리환원수는 물이 병을 치유할 수 있다는 것을 저에게 최초로 알게 해 주었습니다. 실제로 많은 질환들이 전기분해 알칼리환원수를 마심으로써 극복되는 것을 많이 볼 수 있었습니다.

하지만 저는 곧 전기분해 알칼리환원수가 생명의 물이라고 하기에는 문제가 있음을 알게 되었어요. 어떤 문제가 있었을까

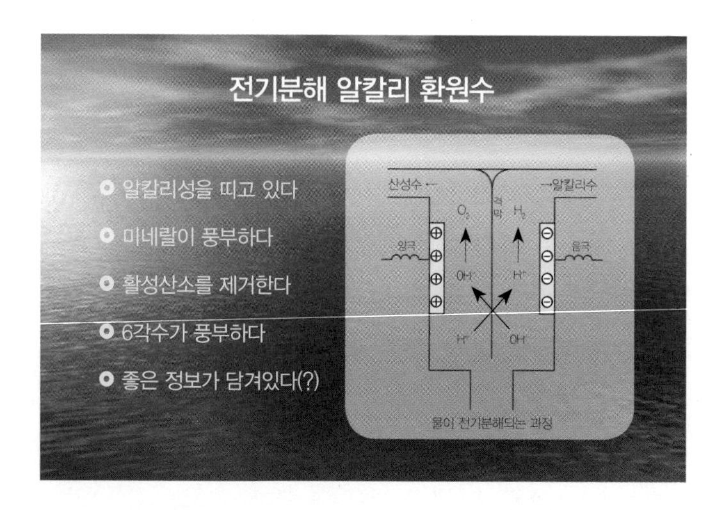

요? 바로 물이 기억을 한다는 것입니다. 여러분들도 이제는 물에 정보가 담긴다는 것을 아시지요? 바로 물이 전자파의 정보도 기억하는 것입니다. 물을 전기분해하면 어쩔 수 없이 전자파가 발생하고 물에 전자파의 정보도 기억됩니다. 전자파가 인체에 해로우면 물에 담긴 전자파의 정보도 마찬가지겠지요. 전기분해 알칼리환원수는 좋은 물의 조건을 대부분 갖추고 있지만 좋은 정보가 담겨 있다고 볼 수는 없습니다.

저는 두 가지 방향으로 전기분해 알칼리환원수의 문제를 해결하기 위해서 노력했습니다.

첫 번째는 전기분해 알칼리 환원수에 좋은 정보를 담는 방법입니다. 그래서 전기에 좋은 정보를 담을 수 있는 장치를 최근 개발했습니다.

전자파가 인체에 해로운 이유는 전기 자체가 만들어내는 방식에 문제가 있어서 이미 나쁜 정보를 담고 있기 때문입니다. 전기분해 알칼리수뿐 아니라 전기를 사용하는 모든 제품은 전자파를 발생하고 인체에 해로운 정보를 담고 있습니다. 이제는 전자파가 인체에 해로운 것은 상식이 되었지요.

그런데 전기를 정화하면 전기가 더 이상 나쁜 일을 하지 않습니다. 좋은 정보를 담은 전기에 의해서 만들어진 전기분해 알칼리수도 인체친화적인 좋은 정보를 갖게 됩니다. 전기를 정화하는 장치에 대해서는 나중에 더 자세하게 살펴보겠습니다.

미네랄 알칼리 환원수

전기분해 방식의 문제점을 해결하는 두 번째 방법은 아예 전기분해 방식 이외의 다른 방식으로 알칼리 환원수를 만드는 것입니다.

자연계에는 흔하게 존재하면서 물과 접촉하여 물을 분해해서 수소를 발생시키며 물을 알칼리성으로 바꾸어 주는 물질들이 있습니다. 수소보다 이온화 경향이 매우 큰 마그네슘, 칼슘과 같은 물질들이 그런 성질을 갖고 있습니다. 실제로 사용해 본 결과 칼슘의 경우는 물과 매우 격렬하게 반응해서 짧은 시간에 다 녹아 없어집니다. 마그네슘은 물과 적절한 속도로 반응하기 때문에 현실적으로 마그네슘만이 사용이 가능했습니다. 마그네슘은 물에 녹아서 마그네슘 이온이 되면서 전자를 방출하고 물을 그림과 같이 변화시킵니다.

이렇게 형성된 OH^-에 의해 물이 알칼리성으로 변하며 또 동시에 형성되는 수소(H_2)는 물의 ORP(Oxidation Reduction Potential, 산화환원전위)를 낮추어서 물에 환원력을 부여합니다.

미네랄 알칼리 환원수

- 알칼리성을 띠고 있다.
- 미네랄이 풍부하다
- 활성산소를 제거한다
- 6각수가 풍부하다
- 좋은 정보가 담겨있다

미네랄 환원수의 원리

- $Mg \rightarrow Mg^{2}+ +2e^{-}$
- $H_2O \rightarrow 2H^{+} + OH^{-}$
- $2H^{+} + 2e^{-} \rightarrow H_2$
- $[H^{+}]\,[OH^{-}] = 10^{-14}$

$[OH^{-}]\uparrow \rightarrow$ 알칼리, $[H_2]\uparrow \rightarrow$ 환원수

자연계에서 정제한 마그네슘은 물과 반응한 후 쉽게 산화되기 때문에 마그네슘을 잘 산화되지 않고 기능을 오랫동안 유지할 수 있도록 특별하게 코팅해서 사용합니다. 마그네슘 외에도 칼슘이 천천히 방출되도록 산호칼슘을 비롯해서, 물의 구조를 치밀하게 하여 물의 용해력을 높여주는 자연계의 암석물질, 원적외선을 방출하는 물질, 살균작용, 촉매작용을 할 수 있는 자연미네랄 물질들을 세라믹형태로 만들어 함께 사용하였습니다. 자연미네랄의 조합에는 직접 먹어도 괜찮을 정도로 안전하며 인체에 이로운 정보를 담은 물질들만을 특별히 선택하였고, 이렇게 선택한 자연미네랄의 조합(癒M, Healing Mineral, 치유하는 미네랄이라는 뜻)에 마지막으로 가장 중요한 인체를 이롭게 조화롭게 하는 정보를 담습니다.

이렇게 생성된 자연미네랄 환원수에는 마그네슘과 칼슘과 같은 현대인이 필요로 하는 필수 미네랄들이 몸에 잘 흡수되는 활성화된 형태로 존재하고, 또 희귀 미네랄도 많이 녹아 있습니다.

다음 사진에서 자연미네랄이 물과 반응해서 수소가 발생하는 모습을 볼 수 있습니다.

이렇게 자연미네랄에 의해서 생성된 물은 물과 접촉해서 미네랄이 풍부한 약알칼리성의 환원수를 만들 뿐 아니라, 물맛이

자연미네랄
마그네슘
토르마린
자철석
흑운모
산호칼슘
양구백토
은치환살균볼

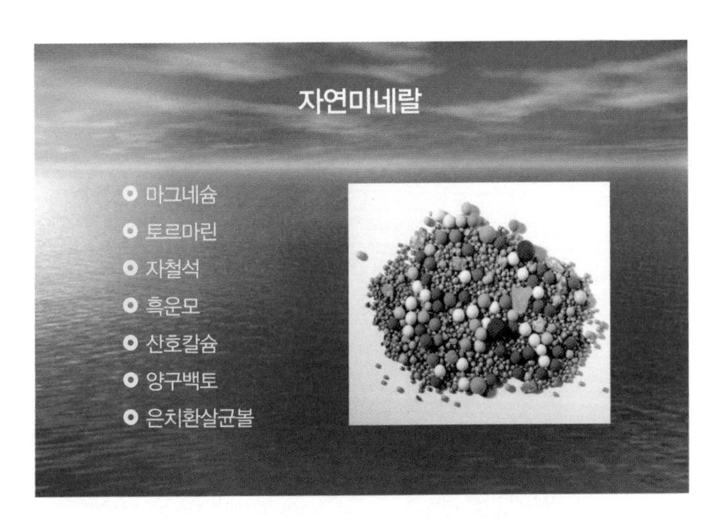

미네랄 분석

Mineral	자연미네랄 환원수
Ca	14 ppm
Mg	13 ppm
Na	15 ppm
K	2.4 ppm
Si	2.2 ppm
Sr	92 ppb
V	17.6 ppb
Ag	5.4 ppb
Ge	0.1 ppb

아주 좋고 6각수가 풍부하며, 인체에 이로운 정보를 담고 있습니다. 좋은 물의 조건을 모두 만족시키는 '생명의 물'이라고 할 수 있지요. 이제 '생명의 물'의 위력을 살펴보겠습니다.

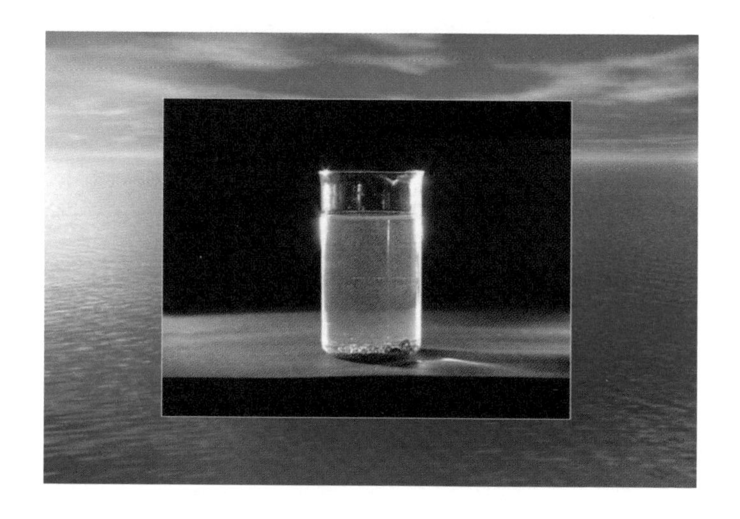

강아지에게 일어난 기적

제가 자식처럼 키우던 14살 고령의 요크셔테리어가 뒷다리를 못 쓰고 주저앉아 수술을 하네 마네 고민하고 있었는데, 반신반의 하며 지푸라기라도 잡는 심정으로 뼈연골정보미네랄을 먹인 지 일주일만에 일어서기 시작했습니다.

한방동물병원에서 침, 뜸 치료에 의존하고 있었는데, 말 못하는 동물이니 변화를 알 길이 없어 답답했습니다.

다니던 동네 병원에서는 왜 다리 수술을 안 시키냐고…… 다리가 둘 다 틀어져서 한쪽은 그대로 굳어져 가고 있다고…… 침, 뜸 치료는 일시적일 뿐 수술밖에 방법이 없다고 했습니다. 심장도 비대하고 고령인데다가 밤마다 끙끙 앓는 아이에겐 수술 이전에 마취부터가 부담인데… 목숨을 걸고 도박을 하라니!!

8월 26일 저녁부터 뼈연골정보미네랄을 먹이기 시작했는데 뒷다리는 아예 주저앉아서 밥 먹일 땐 제가 일으켜 세워서 밥그릇 앞에 데려다 놓고 자기가 싼 오줌 위에 넘어져 버둥거리니, 정말 수술밖에 없는 건가 하고 좌절하고 있던 차였습니다. 9월 2일에 수술을 받으려고 예약했다가 가족들의 반대로 취소했는데..

그런데 오늘 저렇게 뛰기까지 하니……! 그날 수술했으면 그냥 허망하게 보냈겠구나 싶어 아주 아찔합니다. 그저께부터 아무 도움 없이 일어서는가 싶더니 어제는 밥을 비벼 놓고 돌아서는데 제 뒤에 떡 버티고 서서 기다리고, 요가매트가 깔려 있지도 않은 미끄러운 마루 위를 걸어 다니고, 오늘은 산책하자고 하니까 좋아서 팔짝거리더라구요. 너무 놀라서 "아! 제발 거기까지……!!!" 하고 소리쳤답니다.

교수님…… 누가 손가락질을 하건 말건, 저는 교수님께 큰 절 올리고 싶습니다. 그리고 매일 기도했던 보람을 느끼고 있습니다. 그 분이 인도하신 거라고 전 그렇게 믿습니다. 우리 애가 늙어서 물의 효과를 다 누리고 가지 못할지도 모르지만 저는 정말 감사 또 감사드립니다.

허리가 좋아졌어요

"몇 년을 허리가 아파서 툭하면 병원에서 찜질과 약을 복용해야 했고 아침저녁으로 에고 허리야 를 외치며 살고 있었는데~~^^

우연한 기회에 교수님의 방송을 보면서 따님이 아파서 연구하고 만드신 정보 물을 마시게 되었는데 신기하리만큼 효과가 빨리 올 줄이야 ~~ㅎㅎ

신기하게도 일주일 정도 마셨는데 문득 허리가 안 아프네요~~ㅎㅎ

저는 허리가 5년 전에 심하게 아픈 뒤로는 앉는 것보다 서 있는 게 더 편하고 설거지 할 때도 아프고 ㅠㅠ

매일 아침저녁으로 허리가 아프다고 입에 달고 살았는데 정보미네랄을 마신 지 1주일 정도부터 아프다는 생각이 안 들어서 넘 신기하고 착각인지 확인해 볼려구 업드려도 보고 허리 아픈 자세를 취해 봐도 안 아픈 거에요 ㅎㅎㅎ
소화도 잘 되고 할 말이 넘 많은데 글 재주가 없어서 ㅎㅎㅎ
여기저기 알려주려구요~ 감사합니다 교수님."

장모님의 파킨슨씨병이 좋아졌습니다

제가 장모님을 모시고 온지가 벌써 16일째가 지나고 있습니다. 장모님께서 파킨슨병인데 교수님께서 보내 주신 정보미네랄이 효과가 좋은 것 같습니다.
대충 보고를 드리면요. 저의 장모님을 모시고 올 때 상태는 불면증이 심각해서 23년간 수면제를 비롯하여 정신과 약을 드셨고 3년간 고혈압 약을 드시고 계셨으며 눈은 근무력증의 증상처럼 눈이 쳐져서 거의 덮여있다시피 하여 잠을 자도 자는지 눈을 뜨고 있는지 구분이 안 됨... 시력은 사물이 2~3개로 보여서 글을 읽을 수 없고 TV도 보지를 않으시며 시력도 급급히 저하되어 있었으며 혼자서 앉거나 일어나는 것이 너무 힘들어 침대를 사 드렸는데 침대서도 눕거나 내려오실 때 아주 늦고 힘들어 하시고 계셨습니다. 또한 말을 할 때는 너무 늦게 하고 발음은 너무 흐려서 말귀를 거의 90%는 알아들을 수가 없었고 대답도 너무 늦고 하여 대화라는 것은 불가능한 상태였고 그냥 일문일답으로 대충 눈치로 알아듣는 상태였습니다.

얼굴과 온몸은 살이 찐 것으로 보나 사실은 부은 것으로 보이며 웃을 땐 눈꼬리와 입꼬리만 살짝 올라가고 목소리는 나오지 않았으며 보는 사람들도 웃는 것이구나 하고 추측하거나 대충 웃는 것이란 걸 알 수만 있을 뿐 그러니까 얼굴의 표정이 살아 있지를 않아서 무표정하여 넋 나간 사람까지는 아니라도 약간 그런 느낌을 받는 정도였습니다.

물건에 대한 자세한 인식이나 어디에 두었는지 등등 치매증상도 있었고 우울이나 불안은 느끼지를 못하는 것 같았으며 삶에 대한 의욕이나 생명에 대한 집착이란 것은 느낄 수가 없는 것으로 판단되었습니다.

물 한 잔을 마시는데도 1/3은 흘리고 다 마시는데는 10분 이상이 걸리며 마실 때마다 사래가 걸린 듯 목에서 사래 걸린 기침을 많이 하였습니다. 모든 행동이 느리고 모든 생각도 느리고 모든 말하는 것도 느린 것 그것 자체였습니다.

……중략……

2일짼 눈을 조금 크게 뜨게 되셨고 3일째는 특히 빠지지 않던 다리의 붓기가 많이 빠졌으며 사물이 하나로 보인다고 하심.

5일째는 목의 붓기가 많이 빠져 있었고 TV시청이 어느 정도 가능한지 TV를 오랫동안 보심.

6일째는 낮에는 대화가 50%까지 가능할 정도로 발음이 나아지고 말의 속도도 나아졌으나 아침에 자고 일어난 직후에는 처음과 같은 상태로 좋지 않음.

7일째는 혈압약을 끊었고 혈압약을 먹어도 최저혈압이 94였으나 끊어도 95로 차이가 없었슴.

8일째는 혈압약을 먹지 않아도 92로 내려가고 9일째는 스스로 정신이 조금 돌아온다고 하시며 자주 웃으심 (웃음의 표정이 거의 70%정도는 살아난 것 같음). 혈압이 85로 정상수치로 내려옴. 기억하지 못하던 집 전화번호와 큰딸의 전화번호를 기억해 내심. TV를 직접 켜서 보시고 계심.

10일째는 수면제를 비롯하여 정신과 처방약을 먹지 않고도 잘 주무심 (갑자기 끊으면 쇼크가 생길 수 있으므로 다시 매일 조금씩 약의 용량을 줄여서 복용함).

11일째는 계속 붓기가 더 빠지고 있었고 특히 발의 붓기가 표나게 빠지고 있음. 물으면 대답을 즉각즉각 하시고 조금 불편하고 불안해 보이지만 행동도 조금 빨라지고 늦지만 혼자서 일어나고 앉고 하심.

최고혈압 108, 최저혈압이 71로 오히려 저혈압현상 나타남. 그리고 자주 아주 많이 웃으심(매일 계속됨).

13일째는 "ㄷ" 발음을 드디어 알아듣게 하심("가나다라……"발음이 대부분 제대로 안 나왔음). 말이 아주조금 빨라짐.

16일째 오늘은 "가나다라……" 발음을 어렵게 알아듣게 하심 (ㅈㅋㅌㅍ발음은 안 됨). 정신이 돌아온다고 다시 말하심. 실제로 대화를 하면 거의 다 알아들으시는 것 같음. 원래 장모님의 특징인 가만히 있지 않고 늘 이것저것 정리하고 치우는 등등 꼼지락하던 습관이 오늘 저녁쯤에 확실히 나타남. 얼굴의 붓기는 거의 다 빠진 것 같음.

변은 며칠 빼고는 거의 매일 보심. 변비가 조금 있었다고 하셨는데 첫날부터 변은 탈없이 보심.

두뇌 쪽은 차도가 확연히 나아지는 것 같으며 이에 비해 말이나 발음, 근육에 관한 부분은 상대적으로 차도가 약함.

장모님의 중증 근무력증 증상에 해당되는 부분들이 특히 차도가 약합니다. 중증 근무력증에 관해서 알아보니 자가면역질환이라고 하더라고요. 혹시 장모님께 자가면역질환에 도움이 되는 정보를 만들어주실 수 없으실까요?

교수님께서 너무 많은 도움을 주셔서 항상 감사한 마음 잊지 않고 있습니다. 후엔 꼭 제가 어떤 방법일지라도 은혜에 조금 보답하는 날이 오길 바랍니다.

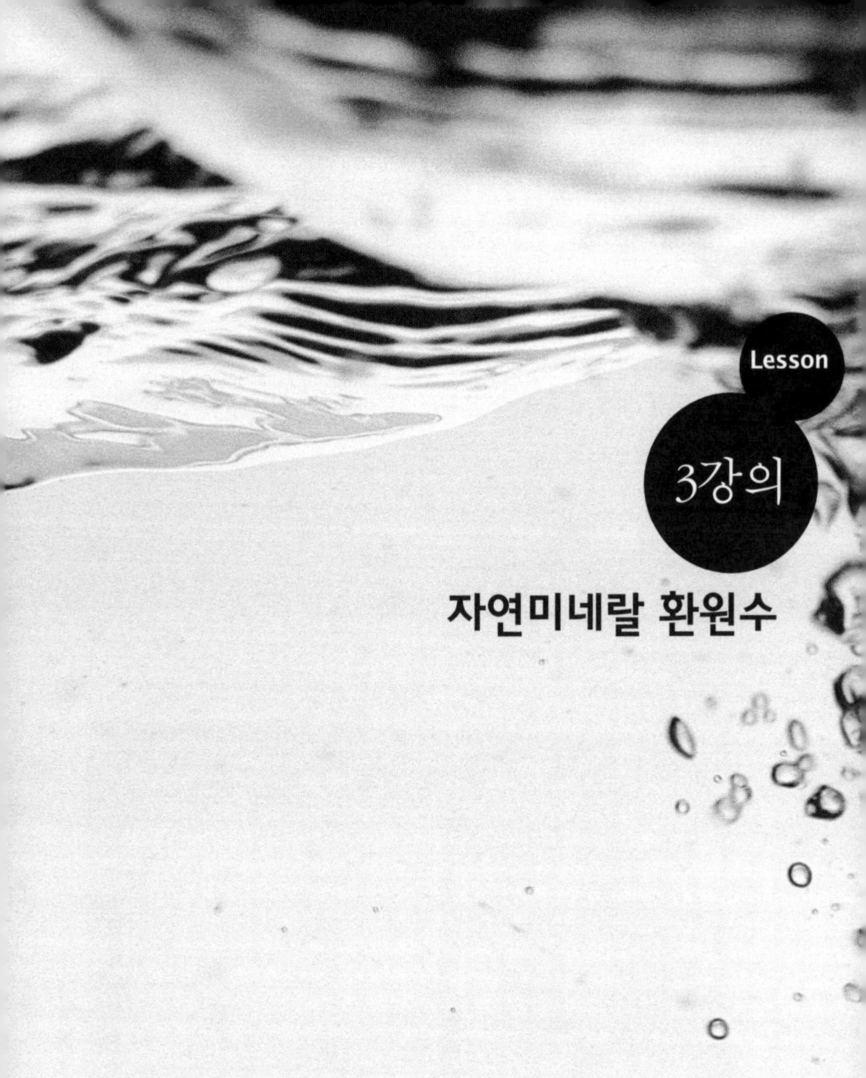

Lesson

3강의

자연미네랄 환원수

암세포 성장억제

건강한 사람이 암을 예방하기 위해서 항암제를 사용하는 사람은 없습니다. 항암제를 건강한 사람이 사용하게 되면 오히려 암이 유발되지요. 하지만 좋은 물은 암 성장을 억제하고 동시에 일반인에게는 아무런 부작용도 없이 암을 예방도 합니다. 그만큼 물은 안전하지요.

실험용 생쥐(마우스)에게 피부암 세포(B16 Melanoma)를 피하에 주입한 후, 생쥐가 마시는 물통에 자연미네랄을 넣어 쥐들이 항상 ORP(Oxidation Reduction Potential, 산화환원전위: 낮

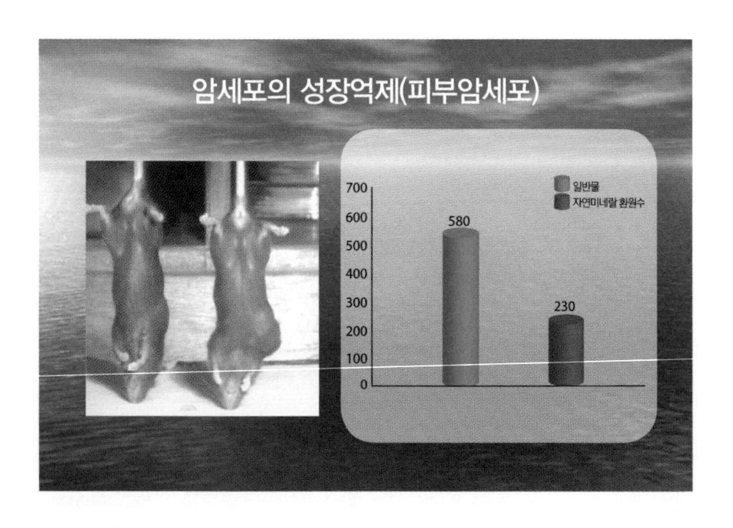

을수록 환원력이 강하다)가 낮고 pH가 높은 알칼리성의 환원수를 마시도록 하였습니다. 흥미로운 사실은 일반 물을 마시는 생쥐들에 비해 자연미네랄 물을 마시는 쥐들이 더 많은 물을 마신다는 것입니다. 쥐들이 맛있다고 느꼈는지 혹은 자기 몸에 좋다는 것을 민감하게 본능적으로 느꼈는지는 모를 일이지만, 자연미네랄을 담은 물통은 물을 더 자주 갈아줄 수밖에 없었습니다.

10일과 20일이 경과한 후 생쥐에서 자란 종양의 크기를 다음과 같이 비교했습니다. 그 결과 자연미네랄 물을 마신 생쥐들의 경우 대조군에 비해서 종양의 자라는 속도가 현저하게 줄어드

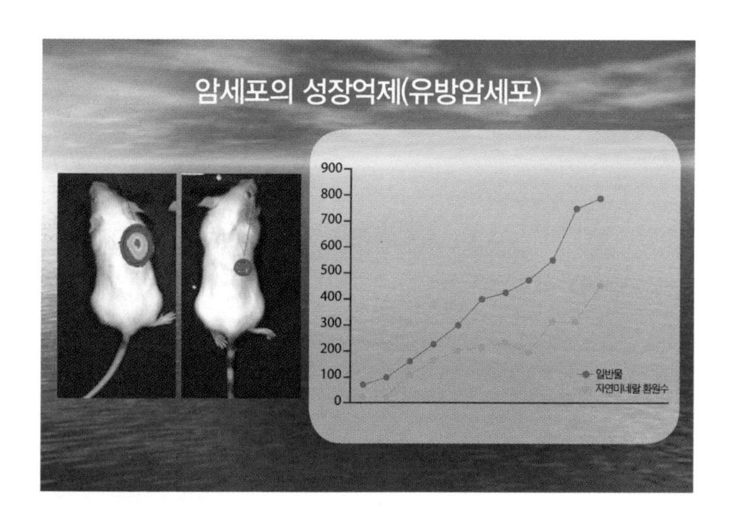

는 것을 알 수 있습니다. 이 그래프는 이 자료가 통계적으로도 신뢰성이 있다는 것을 보여 주고 있습니다.

암세포에 특별처리를 해서 암세포가 빛을 발하게 할 수도 있습니다. 사진을 보면 자연미네랄 물을 마신 쥐의 경우 일반 물을 마신 쥐에 비해서 빛이 줄어듭니다. 이것 역시 자연미네랄 물을 마신 쥐에서 암세포의 성장이 억제된다는 것을 의미합니다.

암 전이의 억제

종양이 자라는 속도뿐 아니라 자연미네랄 환원수를 마신 생쥐의 경우 암이 전이되는 속도도 대조군에 비해서 매우 늦어졌습니다. 암이 전이되는 경우 먼저 암세포가 다른 조직에 착상된 후에 자라기 시작합니다. 피부암 세포(B16 Melanoma)의 경우 암이 전이되어 자라기 시작하는 모습이 검은 점의 콜로니로 보입니다. 자연미네랄 물을 마신 경우 전이된 콜로니의 수가 역시 현저하게 줄어들었습니다.

그래프는 생쥐의 꼬리정맥을 통해 이식했던 피부암 세포가 20일 후에 폐로 전이된 콜로니 수의 차이를 보여 줍니다. 그림은 각각 생쥐의 폐를 보여 줍니다. 자연미네랄 물을 마신 생쥐의 폐의 경우 그 콜로니의 수가 일반 물을 마신 생쥐에 비해서

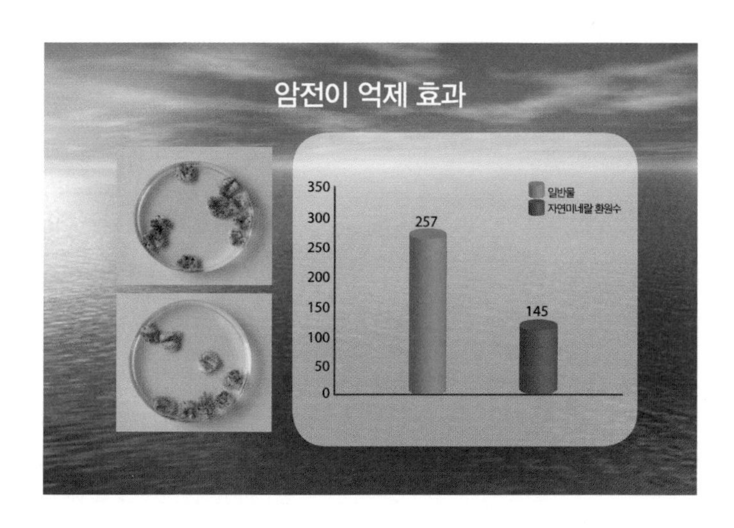
암전이 억제 효과
350
300
250
200
150
100
50
0
257
145
일반물
자연미네랄 환원수

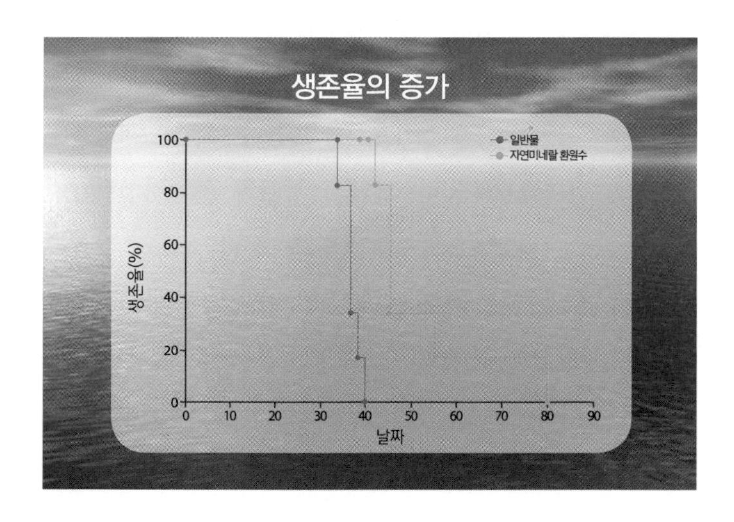
생존율의 증가
일반물
자연미네랄 환원수
100
80
60
40
20
0
생존율(%)
0
10
20
30
40
50
60
70
80
90
날짜

거의 절반 이하에 불과함을 알 수 있습니다.

생존율의 증가

이번에는 악성피부암 세포를 생쥐의 복강에 주사한 후 자연미네랄 환원수를 마신 생쥐의 생존기간이 실제로 늘어나는지 살펴보았습니다. 일반물을 마신 생쥐의 경우 평균 생존기간이 36일에 불과하였으나 자연미네랄 환원수를 마신 쥐의 경우 생존기간이 45일로 늘어났습니다.

정리해 볼 때 자연미네랄 환원수는 생쥐를 이용한 실험에서 암세포의 성장을 억제하였고, 전이를 억제하였을 뿐 아니라 실제 생존기간을 늘렸습니다. 암세포를 직접 죽이는 항암제와는 달리 자연미네랄 환원수는 나중에 더 자세히 살펴보겠지만 면역기능을 강화시키고 항산화효과를 보입니다. 물을 마시고 전체적으로 건강해져서 스스로 암을 이기게 해 주는 것으로 생각됩니다.

더구나 암세포뿐 아니라 내 몸의 일반세포도 함께 죽이는 항암제와는 달리 물은 인체에 아무런 해가 없습니다. 좋은 물을 열심히 마시는 것은 항암치료의 근본이기도 하고, 또 암을 예방하는 가장 좋은 방법이라고 할 수 있겠습니다.

더 나아가 암을 억제하는 정보를 담아서……

자연미네랄만으로도 암 성장이 많이 억제되지만 특별히 암을 억제하는 정보를 자연미네랄에 담을 수도 있습니다. 예를 들어서 자연미네랄에 암을 억제하는 단백질인 P53의 정보, 암세포에 영양을 공급하는 혈관 형성을 억제하는 단백질인 엔도스타틴의 정보, 그리고 면역을 강화시키는 엔돌핀과 같은 물질들의 정보를 담을 수 있다면 더 효과가 클 것입니다. 실제로 이렇게 실험했을 때 일반 자연미네랄에 비해서 탁월하게 암 성장을 억제할 수 있었습니다. 이 결과는 나중에 더 자세히 살펴보겠습니다.

당뇨와 대사증후군

항암제가 당뇨에 효과가 있지는 않지요. 하지만 좋은 물은 살펴보았듯이 아무런 부작용 없이 항암효과를 보일 뿐 아니라 당뇨를 포함하는 대사증후군에도 효과를 보입니다. 최근 현대의학은 당뇨를 포함한 다양한 현대 만성질환을 대사증후군이라고 표현합니다. 혈당, 중성지방, 콜레스테롤, 비만, 혈압 이 중에 3가지 이상에서 문제가 있는 경우를 대사증후군이라고 표현합니다.

OLETF의 무게, 혈당에 미치는 효과

이 실험은 자라면서 특별히 당뇨가 유발되는 유전적 장애를 갖고 있는 쥐(OLETF)를 사용하였습니다. 이 쥐는 우리나라의 성인에서 주로 나타나는 2형 당뇨병과 유사한 증상을 보이는 동물 모델로서 자라면서 당뇨와 함께 고지혈증과 혈중 콜레스테롤도 높게 나타납니다.

쥐에게 물을 8개월간 마시게 하면서 관찰하였는데, 일반물을 마신 대조군에 비해서 자연미네랄 환원수를 마신 쥐의 경우 당뇨가 유발되는 시점이 매우 늦어졌고, 당뇨가 유발되면서 나타나는 체중의 감소도 나타나지 않았고, 혈당치는 대조군에 비해서 낮게 유지되었습니다.

OLEFT의 중성지방, 콜레스테롤에 미치는 효과

당뇨 쥐의 경우는 당뇨가 발생하면서 중성지방과 콜레스테롤의 농도가 높아집니다. 일반적으로 혈액 내의 중성지방과 콜레스테롤과 같은 지방성분이 높아지면 고혈압과 동맥경화 등의 심혈관 질환이 나타납니다. 실제로 심혈관질환은 당뇨환자의 가장 중요한 사망 원인으로 꼽히고 있습니다.

자연미네랄 물을 마신 쥐의 경우 중성지방과 콜레스테롤이

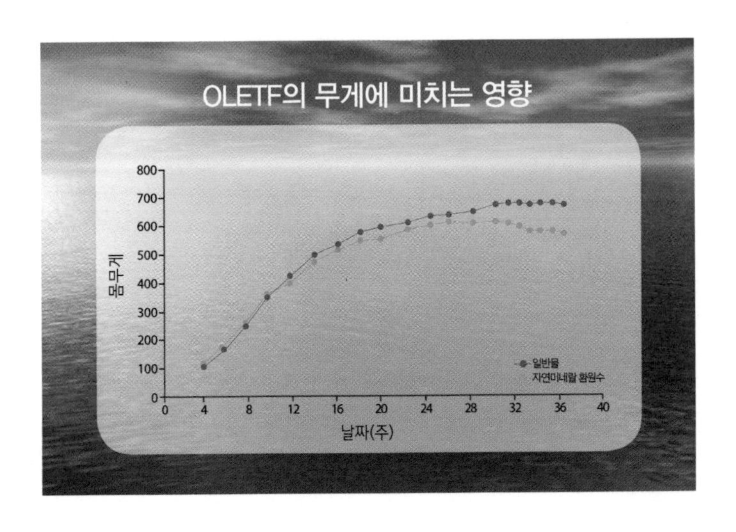
OLETF의 무게에 미치는 영향
몸무게
800
700
600
500
400
300
200
100
0
0
4
8
12
16
20
24
28
32
36
40
날짜(주)
일반물
자연미네랄 환원수

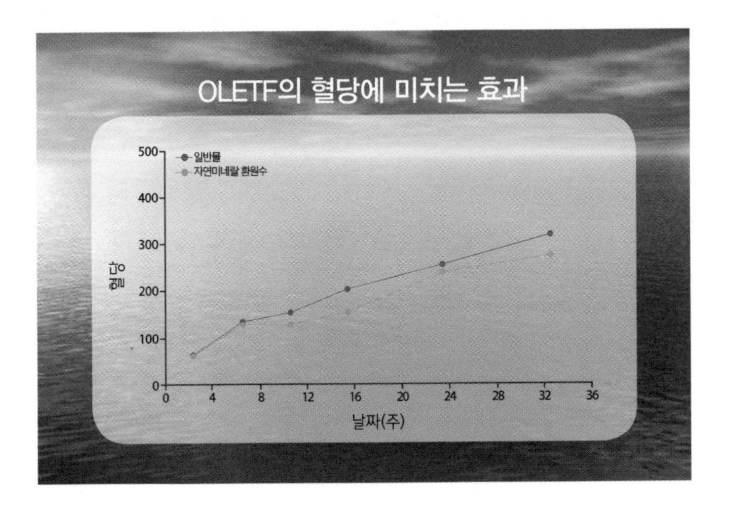
OLETF의 혈당에 미치는 효과
혈당
500
400
300
200
100
0
0
4
8
12
16
20
24
28
32
36
날짜(주)
일반물
자연미네랄 환원수

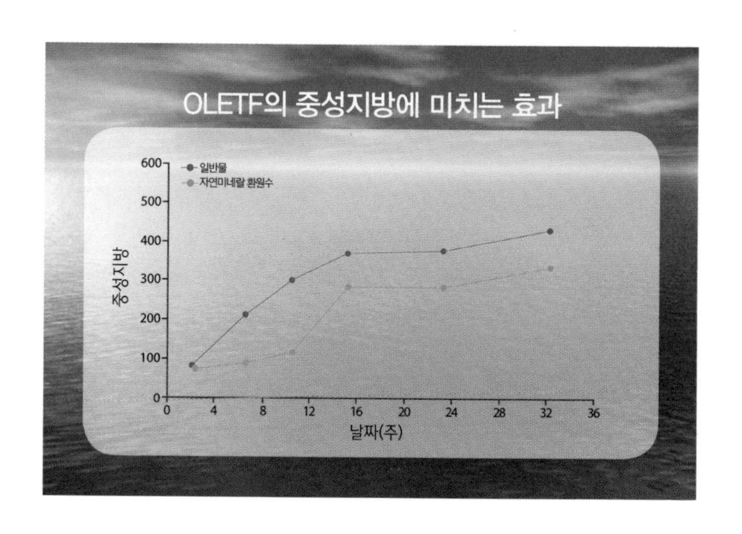
OLETF의 중성지방에 미치는 효과
600
500
400
300
200
100
0
중성지방
일반물
자연미네랄 환원수
0 4 8 12 16 20 24 28 32 36
날짜(주)

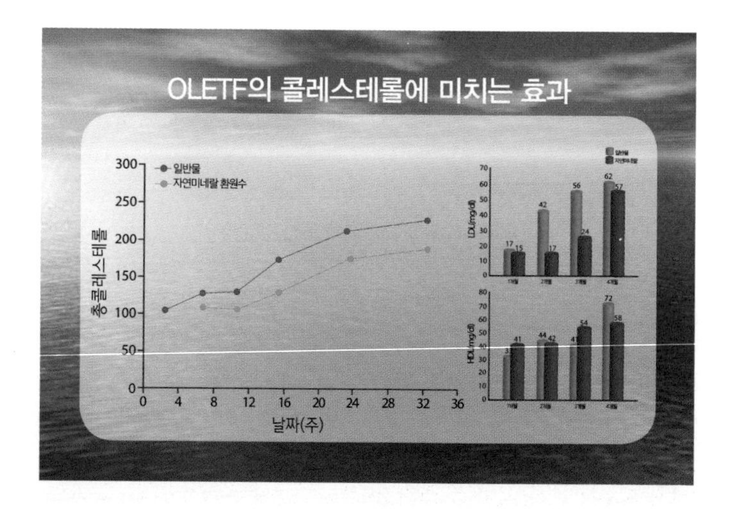
OLETF의 콜레스테롤에 미치는 효과
300
250
200
150
100
50
0
총콜레스테롤
일반물
자연미네랄 환원수
0 4 8 12 16 20 24 28 32 36
날짜(주)
LDL(mg/dl)
70 60 50 40 30 20 10 0
17 15 42 17 56 24 62 57
HDL(mg/dl)
80 70 60 50 40 30 20 10 0
41 44 42 54 72 58

현저하게 줄어듭니다.

특히 놀라운 것은 전체적으로 총 콜레스테롤의 양은 줄어들었지만 체내의 여분의 콜레스테롤을 간으로 옮겨 주는 인체에 유익한 콜레스테롤 HDL (High Density Lipoprotein)의 경우는 전혀 줄어들지 않았습니다. 이것은 자연미네랄 환원수가 약과 같이 한 가지의 역할만 하는 것이 아니라 전체적으로 인체에 이로운 방향으로 작용한다는 것을 보여 준다고 하겠습니다. 그래서 '물은 답을 알고 있다!' 라는 말이 실감이 납니다.

비만에 미치는 영향

이번에는 미네랄 환원수가 비만에도 영향을 미치는가 살펴보았습니다. 몸무게는 조금씩 줄어드는 경향은 있지만 큰 차이는 없죠. 그런데 체지방의 경우에는 테스트하는 사람 모두에서 많이 줄었습니다. 체중보다도 체지방이 더 문제가 많다고 하지요. 체지방이 주는 것은 매우 바람직한 현상이라고 할 수 있습니다.

혈압

혈압에 대해서도 테스트해 보았습니다. 다음은 물을 마시고 30분, 60분 후에 혈압을 측정한 결과입니다. 평균혈압이 떨어지

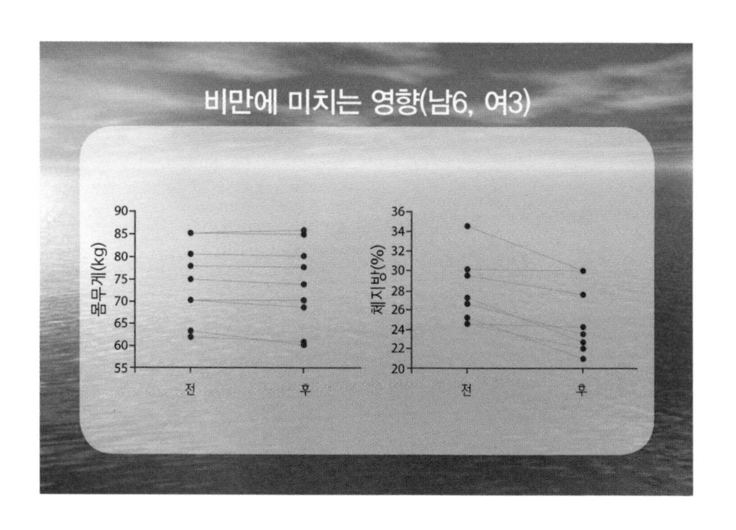
비만에 미치는 영향(남6, 여3)
몸무게(kg)
90
85
80
75
70
65
60
55
전
후
체지방(%)
36
34
32
30
28
26
24
22
20
전
후

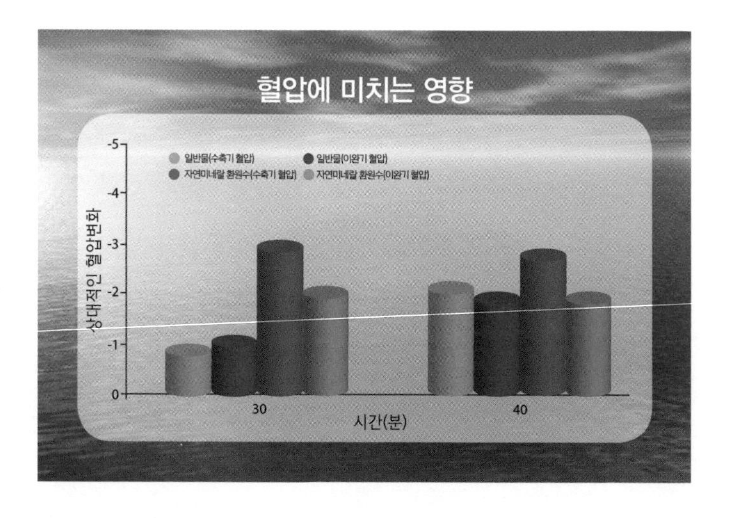
혈압에 미치는 영향
일반물(수축기 혈압)
일반물(이완기 혈압)
자연미네랄 환원수(수축기 혈압)
자연미네랄 환원수(이완기 혈압)
상대적인 혈압변화
-5
-4
-3
-2
-1
0
30
40
시간(분)

는 것을 볼 수 있습니다. 물 마시고 바로 혈압이 조금씩 떨어진다는 얘기지요. 그런데 그 효과가 계속되지는 않습니다. 그렇지만 장기적으로 물을 마실 때는 혈압이 떨어질 수 있겠지요.

암과 당뇨에 효과 있는 물

실험결과를 정리해 보면 혈당, 중성지방, 콜레스테롤, 비만, 혈압, 이렇게 대사증후군을 정의하는 다섯 가지 분류에 자연미네랄 환원수는 모두 효과가 있음을 알 수 있습니다. 당연히 자연미네랄 환원수가 사람에게서도 당뇨를 포함하는 대사증후군에 효과가 있을 것으로 생각됩니다.

누구나 나이가 들면서 대사에 문제가 생기게 됩니다. 현대의학은 당뇨병과 같은 질환들도 단독질환으로 바라보기보다는 전체적인 대사의 문제점으로 함께 바라보려고 합니다. 이러한 전반적인 몸의 문제점을 해결하는 데 좋은 물은 탁월한 효과를 발휘합니다.

살펴보았듯이 자연미네랄 환원수는 항암효과와 함께 전체적인 대사질환에 모두 효과가 있습니다. 어떤 항암제가 당뇨에 효과 있다는 얘기는 들어보지 못했지요? 이제 좋은 물이 왜 항암효과도 있고 당뇨에도 효과가 있는지 살펴보겠습니다.

강아지의 결석과 전립선염이 없어졌어요

저희 강아지가 몇 년 전에도 방광에 칼슘옥살레이트 결석이 있어서 수술을 한 적이 있는데요, 재발하여 방광에 약 2mm, 6mm 2개의 결석이 발견되었어요…… 수의사들은 칼슘결석은 특히 수컷이라 녹여서 빠질 수는 없다고 수술을 권했지만, 나이가 11살이고, 디스크로 스테로이드 처방을 받아 간도 안 좋아져서 수술은 시킬 수가 없어서 걱정을 많이 하고 있었습니다.

방광결석으로 인해 방광염, 그리고 전립선염까지 생겨 하루하루 힘들어 하는 강아지를 보며 마음 아파하던 중 교수님 기사를 우연히 보게 되어, 믿음 반 의심 반으로 지난 2월부터 자연미네랄 환원수를 먹이기 시작했는데요…… 강아지가 물을 마시고 1주일 이후에 전립선염이 나아졌는지 소변을 정상적으로 보고, 지난 7월 초음파 검사를 다시 해 보니 방광에 있던 결석이 다 녹아 없어졌어요!! 전립선염도 나아 이제 정상이구요. 엑스레이 촬영도 그 이후에 했는데.. 역시 없는 것으로 나타나 어찌나 기쁜지…….

난소종양이 없어졌어요

박사님 감사드려요. 저는 난소에 종양이 생겨서 1년 정도 고생을 했어요. 박사님께서 보내 주신 유엠스티커를 병에 붙이고 자연미네랄을 담아 하루에 5리터 정도의 물을 마셨어요. 정말 믿음을 가지고 열심히 마셨지요. 외출 할 때도 가지고 다니면서 마셨으니까요.
그런데 기적같은 일이 생긴거예요. 병원에 갔더니 의사선생님께서 이상하게 난소에 종양이 거의 사라졌다고 수술을 안 해도 된다고 하시는 거예요. 얼마나 기뻤는지 몰라요. 박사님 다시 한 번 감사합니다.

백혈병이 좋아졌어요

지난 5월 말 시아버님 생신이어서 시댁에 올라가 아버님을 뵙고 넘 놀랐습니다. 시아버님께서 적혈구 7000 / 백혈구 21000으로 기력이 쇠하여 여러가지 근심으로 가득 차 계셨습니다. 아무것도 한 일이 없는 며느리인 저는 그저 마음에 무거운 돌덩이를 놓은 듯 아팠습니다.
언니에게 이야기 했더니 정보미네랄 물을 소개했습니다. 들어가 보라고 했습니다. (참고로 언니네 가족은 교수님의 메니아입니다. 형부가 통풍으로 고생하시다가 자연 미네랄을 드시고 치유되었습니다.)
시아버님께 백혈병 정보 미네랄을 소개하며 하루에 3리터씩 꼭 드시기로 약속을 받았는데 시아버님은 그 약속을 반신반의 하시면서도 지키셨다고 하셨습니다. 병원에 다녀 오신 결과 약 한 달 보름을 마셨는데 백혈구 수치가 8000이 줄어들었다고 합니다. 이것은 기적입니다. 정말 마음이 기쁩니다. 감사합니다.

관절염이 좋아졌어요

교수님의 자연 미네랄 물을 마시고 저의 관절염이 많이 호전되었습니다. 4월 4일 자연 미네랄이 도착하여 4월 5일부터 마시기 시작했는데, 일주일 쯤 지나자 아픈 왼쪽 무릎에서 간질간질한 느낌이 들었습니다. 가벼운 찰과상을 입었다가 새 살이 차면서 딱지가 떨어질 쯤의 그런 간질간질한 느낌이었습니다. 그런 증상이 일주일쯤 계속 되다가 그 이후로는 무릎이 덜 아팠습니다.

요즘도 바쁠 때 정신없이 허겁지겁 뛴다거나 급하게 앉거나 일어설 때 가끔씩 아픈 느낌이 들기도 하지만, 이전보다는 훨씬 좋아졌습니다. 그리고 얼굴에 있던 기미가 많이 없어지고 얼굴색이 다소 밝아졌습니다. 또한 제 손바닥이 예전에는 노란 빛을 띠어서 병원에 진료를 받으면 아무 이상이 없다고 하고, 한의원에 갔을 때는 쓸개즙이 제대로 분비되지 않아 그렇다는 얘기를 듣기도 했습니다. 그런데 그렇던 손바닥의 노란 빛도 많이 없어졌습니다.

제 아이는, 처음에는 물맛이 이상하여 잘 마시지 않다가 이제 어느 정도 익숙해져서인지 잘 마시고 있습니다. 얼마 전에 감기가 들었는데, 신기하게도 며칠 지나지 않아 나았습니다. 원래 편도가 크고 코와 기관지가 약해서 감기에 걸리면 오랫동안 앓았었는데, 자연 미네랄 덕분인지 가볍게 앓고 지나갔습니다.

교수님께 증상의 호전에 대해 좀 더 빨리 전해드렸어야 했는데…… 교수님, 자연 미네랄을 만들어 주셔서 감사합니다.

어깨결림이 없어졌어요

교수님 정말 감사합니다. 서울시 서초구에 있는 어깨만 전문으로 하는 병원에서 회전근개 부분 파열이란 진단 받고 치료를 몇 개월 했으나 호전이 되지 않아 수술까지 생각했다가 수술한 사람도 재발성이 있다고 해서 포기하고 집에서 가료 중 우연히 인터넷 검색하다 교수님의 자연 미네랄 물을 먹기 시작했습니다.

그 당시 양복을 입을 때 왼쪽 어깨가 뒤로 가지 못할 정도로 심하고 잘 때는 쑤시고 잠을 설치고 했습니다. 오십견의 증세와 너무 비슷했습니다. 현재 4개월 이상 꾸준히 물을 마셔왔는데 최근에는 양복을 자연스럽게 입게 호전되고 있습니다. 얼굴도 하얘지고 피부가 뽀얗다는 소리도 자주 듣습니다. 불편한 어깨결림은 거의 호전되어 가고 있습니다.

변비와 식도염

제가 원래 화장실을 2-3일에 한 번 가거든요. 변비이기도 하다가 약간 설사이기도 하다가……. 그런데 물을 마시고는 계속 하루에 한 번씩 갑니다. 그리고 식도염이 있어서 밥 먹고 나면 위가 단단해져서 누르면 아팠어요. 물 마시고부터는 소화도 잘 되는지 위가 단단해지거나 하지 않고 눌러도 아프지가 않네요…… 조아라~

황금변을 비롯해서...

물을 마시며 좋은 효과를 보고 있습니다. 감사합니다. ^^

1. 하루에 변을 세번~네번을 눕니다. 그런데 쾌변이 아니고 설사처럼 묽은 변이 나옵니다. 그런데 물을 한 달 가까이 먹은 후는 하루 한 번^^ 말로 듣던 황금변이 이런 건가 하는 생각이 듭니다. 그리고 묽은 변이 아니라, 적당한…… ^^ㅋㅋ 너무도 편합니다.

2. 제가 술을 너무나도 좋아합니다. 근데 신랑이랑 똑같은 양(약 소주2병)을 마셔도 신랑은 아침에 너무도 힘들어 하는데, 저는 너무도 말짱합니다. 예전 같으면 저 역시 하루종일 담날 저녁까지 힘든데 이젠 그게 없어졌어요. ^^ 저도 몰랐는데 신랑이 이상하다며 얘길 해서.. 그제야 저도 실감했습니다.^^ 참고로 저희 신랑은 하루에 약 2~3잔 정도 마시고 저는 2리터 이상을 마십니다^^ 신랑이 그전엔 아무리 말을 해도 잘 안 마시더니. 이젠 좀 알아서 찾아 마시네요^^

3. 물을 마신 후 일주일 정도는 정말 얼굴이 동상 걸린 것처럼 빨갛게 부어오르고 얼굴에 종기 같은 그런 게 생기더니 이젠 없어지고. 깔끔해지고. 피부도 매끈매끈해졌어요.^^

역류성식도염과 알레르기성 비염

역류성식도염(위 내시경 검사 결과)으로 때로 가슴이 쓰리고 아파서 약을 한 달 반 정도 복용을 하였지만 증상은 별로 호전되지 않았습니다. 그런데 그 후 자연 미네랄을 먹기 시작하여 20일 정도 지나니까 아픈 증상이 거의 없어졌습니다. 지금까지 한 달 12일째 먹고 있는데, 또 한 가지는 알레르기성 비염이 심하여 자주 스테로이드 분무액을 뿌려 줘야 하지만 20일 동안 사용하지 않아도 아무런 증상이 없습니다. 참 좋은 물입니다.

통풍과 눈떨림, 위장장애

오래 먹은 것 같은데 두 달 반밖에 안되었네요. 내 눈 밑 근육 떨림과 남편의 통풍 때문에 먹기 시작했었는데요.
눈 떨림은 확실히 많이 좋아졌구요…… 남편도 직장생활 땜에 술을 안 먹을 수 없는데 그럴 때마다 통풍이 심해져 병원 가서 주사를 맞아야만 통증이 가라앉았었어요... 그래서 자연미네랄을 직장에 가져가 열심히 먹고 있는데 술 먹는 횟수는 줄지 않은 것 같은데 병원 가는 횟수랑 약 먹는 횟수는 확실히 줄었어요... 아프다는 소리도 잘 안 하는 것 같구요. 그리고 친정엄마도 아픈 곳이 많으셔서 사서 드리면서 열심히 드시도록 강요 아닌 강요를 했었는데 저의 엄마가 위장이 안 좋으셔서 자주 배가 부글거리고 설사하시고 고생을 오랫동안 하셨는데 며칠 전에 만나서 하시는 말씀이 그 증상이 없어지고 위가 편하고 변이 너무 좋아지셨다고 이런 변 처음이시라면서 신기하고 요새 넘 좋다고 하시더라구요. 엄마가 이런 효과를 보셔서 사드린 저도 넘 기뻤고 스티커 붙여가며 열심히 먹어 준 엄마에게도 고마웠답니다. 정말 감사합니다. 앞으로도 열심히 먹겠습니다.

임신과 입덧

임신 9주째에요 속 쓰림과 소화불량, 구토, 심한 입덧 때문에 고통스러웠는데 물 마신 뒤에 훨씬 나아졌어요.

이런 일이?

저는 41세의 주부입니다. 학생 때부터 생리가 2달에 한 번꼴로 불규칙했었구요. 작년부터는 40일에 한 번씩 하는데 하루가 지나면 생리도 뚝 끊기어 혹시 폐경이 일찍 오는 건 아닐까 걱정을 하고 있었는데 교수님의 미네랄워터를 마신 지 20일만에 생리가 나와서 당황했습니다. 그것도 3일을 꼬박 채우네요 ㅎㅎ 생리통도 없었구요. 교수님께 너무 감사드립니다.

눈떨림과 안구건조증이 하루만에 사라졌어요

안녕하세요? 친구소개로 이틀째 먹고 있습니다.

눈떨림이 심해 마그네슘을 먹었지만 약은 먹을 때 뿐이어서 걱정하던 중에 자연미네랄 물을 먹었는데~신기하게도 하루 먹고 눈떨림이 사라졌어요. 정말 감사드려요^^

안구건조증도 사라졌구요. 항상 눈 떨릴 때마다 기분이 나빴는데~ 다시 한 번 감사드립니다. ^^*

악취와 액취증이 사라졌습니다

지금까지 경과를 간략하게 말씀드리면, 먹은 다음 날부터 대변에서 냄새가 나지 않았습니다. 지금 살고 있는 곳이 일명 쪼그려 쏴 자세로 일을 보는 곳이라 대변 냄새가 여간 고역이 아니었습니다. 대변 볼 때 코를 휴지로 싸고 보는 제가 어린아이 같이 느껴져서 여간 창피하게 느껴지는 것이 아니었습니다. 그런데 그 날 이후로 화장실에서 휴지로 코를 막지 않고 냄새가 나는지 알아보기 위해 일부러 냄새를 맡아 보고 있습니다.

그리고 보통 저의 변은 찢어지는 느낌이 들 정도로 단단하거나, 아니면 설사가 아닌가 생각될 정도로 묽은 변 사이를 왔다갔다 해 왔습니다. 그런데 자연미네랄 물을 먹은 후로는 변을 보기 좋게 적당한 굳기로 부드럽게 나와 변을 보는 쾌감을 느낄 정도였습니다.(항문기를 지난 지 거의 40년 다 되어 가는데 이러다 변태 성욕자가 되는 것 아닌지…… ^_^;;)

또 하나 신기한 점은 액취증이 없어졌습니다. 어머니 쪽의 유전적 소인으로 인해 액취증이 심했습니다. 여름이 오면 고역 중에 하나가 땀 흘리고 나서 사람을 만나는 일이었습니다. 냄새를 안 풍기려고 여러 가지로 조심해야 하고, 옷도 한 번 입은 것은 빨아야 하니 일상생활에 불편이 많았습니다. 이번 봄에는 어머니께서 아포크린샘 절제수술을 하자고까지 말씀하셨는데 이제 그럴 필요가 없어졌습니다. 이 소식 들으면 어머니도 마음 편해 하실 것입니다.

아직 4일 밖에 마시지 않았지만 그 밖의 여러 가지 증상도 좋아지고 있습니다. 교수님의 책을 읽고 나면 새 세상이 열리는 것 같습니다. 배우고 느끼는 바가 참 많습니다. 세상에 이런 분들과 이런 연구가 있다는 것에 가슴이 설레기도 합니다. 많은 분들이 알고 도움을 받았으면 하는 마음 간절합니다.

다양한 변화들……

자연 미네랄워터를 마신 지 12일 되었는데요. 처음엔 졸음도 조금 오고 얼굴도 약간 붓더니 지금은 속이 편안합니다. 커피를 마시기 위해 식사를 하는 것처럼 하루 세 잔은 꼭 마셨었는데 커피 마시고 싶은 생각이 없어지더군요. 하루에 세 잔 정도의 물을 마셔오다가 지금은 열 잔은 마시고 있습니다. 물이 너무 맛있어서요… 아이들도 우유대신 물을 마시는군요. 우선 입안이 개운해지고 치아가 매끄러워서 기분이 좋구요. 치아색깔도 하얗게 변하는 것 같아요. 피부용 미네랄도 같이 쓰고 있는데 세수할 때 보드라운 느낌이 무척 행복합니다. 맑고 투명해지는 피부톤으로 변해가는 게 즐거워 거울을 자주 보게 됩니다. 겨울이라 운동을 안 해서 몸무게가 늘어 속상했거든요 근데 어느 새 1kg이 줄어 있는 거에요. 얼마나 신기하던지…… 특히 허리와 아랫배 살이 빠지는 것 같아요. 유나에서 교수님 말씀도 잘 듣고 있는데 이렇게 귀한 인연 만남에 깊은 감사를 드립니다. 건강하시고 더욱 행복하십시오.

저희 네 식구 모두 군살이 쏘옥 빠졌답니다

신기합니다. 주위 분들이 놀라지요. 작년 11월경부터 물을 마셨습니다. 아들은 키가 4센치 정도 자라면서 5킬로 정도 빠지고 17세 184센치 90킬로, 딸은 14세 3센치 자랐으며 169에 8킬로 빠져 55킬로입니다. 저는 몸무게는 비슷하지만 체지방이 빠졌습니다~

잘 지켜본 결과, 물을 마시고 난 후부터 가족이 간식을 잘 먹지 않게 되었습니다. 간식을 좋아하는 가족이었거든요. 성장기에 있는 아이들이어서 뭔가 늘 부족해 했습니다.

엄마 이상하게 간식이 먹기 싫어 안 땡기네? 밥을 조금 먹어도 배불러~하며 덜 피곤해 합니다. 저도 물론입니다.

자연미네랄 덕분이라 생각됩니다. 단 한 사람 배가 볼록하게 아직 나와 있는 사람은 물을 하루 딱 두 잔만 마시는 남편입니다.ㅠㅠ

자연미네랄 물은 에너지가 높기 때문에 장내미생물이 무리해서 에너지를 만들기 위해 음식물을 황화수소, 암모니아 등과 같은 악취물질까지 분해하지 않고, 유기산 같이 향기로운 물질까지만 분해해도 됩니다. 그래서 자연미네랄 환원수를 마시면 변에서 악취가 나지 않고, 밥을 먹지 않아도 배도 별로 고프지 않고 힘들지도 않고 다이어트 효과도 나타납니다.

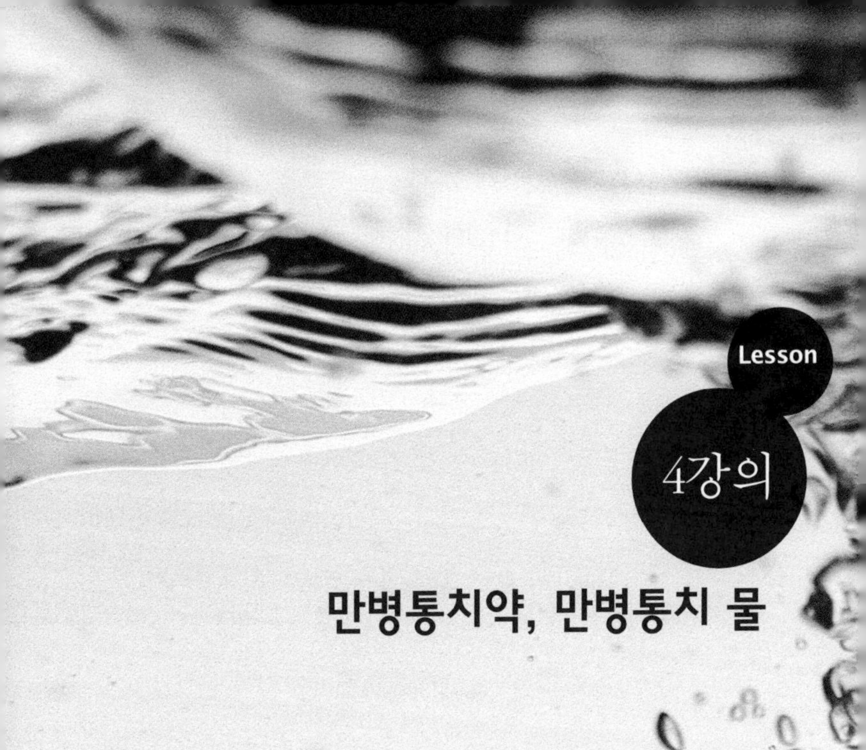

Lesson

4강의

만병통치약, 만병통치 물

만병통치약을 찾아서

살펴보았듯이 자연미네랄 환원수는 실험용 쥐를 이용한 동물 실험에서 활성산소를 제거하였을 뿐 아니라, 항암효과와 암전이 억제 효과를 보였으며, 당뇨유발 쥐에서 혈당치를 낮추는 효과를 보였고, 중성지방과 콜레스테롤 수치도 낮추어 당뇨를 치료하고 합병증을 예방할 수 있는 가능성을 보였습니다.

만병통치약을 찾아서 현대의학이 아무리 노력해도 현대의학은 만병통치약을 만들 수 없어요. 현대의학에서는 약을 단일 메카니즘에 영향을 주는 단일 성분으로 정의하기 때문입니다. 그러니까 원리적으로 현대의학에서의 약은 만병통치약이 될 수 없어요.

그래서 만병통치약을 찾으려면 약이 아닌 것에서 찾아야 합니다. 만병통치약은 인류의 꿈이라고 할 수 있지요. 그런데 바로 이 세상에 가장 흔해서 우습게만 여겼던 '평범한 물'이 바로 만병통치약이라면 쉽게 믿기 어려운 사실일 것입니다.

만병통치약의 조건

만병통치약의 조건은 특정 질환이 아니라 만병의 근원을 해결해 주는 능력이라고 할 수 있을 것입니다. 만약 만병의 근원을 일으키는 조건들을 해결할 수 있다면 적어도 만병통치약의 조건을 갖고 있다고 할 수 있을 것입니다. 바로 좋은 물이 그런 역할을 합니다.

제가 어디서 강연을 한다고 하면 아내가 제발 만병통치약 얘기만은 하지 말라고 합니다. 만병통치약은 있을 수 없고 사기꾼들이나 하는 얘기라고 말입니다. 하지만 만병통치약이 무슨 병이든 다 치유한다는 것은 아닙니다. 예를 들어서 항암제는 암을 치료하기 위해서 만들어졌지만 그렇다고 항암제가 암을 다 치료하지는 않죠. 제가 만병통치약, 만병통치 물이라고 표현하는 것도 마찬가지입니다. 병이 치유되는 원리가 그렇다는 이야기이지요. 좋은 물은 내 몸을 건강하게 해서 스스로 질병을 고치게 해 줍니다. 역설적으로 약이 아니기 때문에 오히려 만병통치약이 될 수 있는 것이지요.

만병의 근원

의학적으로 인정하는 만병의 근원들이 있습니다. 첫 번째로 칼슘과 마그네슘을 비롯한 미네랄 부족입니다. 두 번째는 혈액순환이 원활하지 않으면서 만병이 생깁니다. 세 번째, 활성산소가 많이 생기는 것입니다. 활성산소가 노화의 근원이고 활성산소로부터 만병이 생긴다는 얘기도 이미 했었지요? 네 번째는 면역기능의 저하입니다. 면역기능이 약해지면 감기로도 죽을 수 있습니다. 면역기능이 회복되면 스스로 어떤 병이든 이길 수 있습니다. 면역기능이 약해지면 만병이 생깁니다. 다섯 번째, 장내 미생물과 인체가 조화를 이뤄야지 조화를 이루지 못하면 장내 미생물이 우리 인체를 오히려 공격합니다. 장수촌에서 요구르트를 마시기 때문에 사람들이 장수한다는 이야기도 들으셨지요? 요구르트는 장내 미생물이 인체와 조화를 이루도록 해 줍니다.

만약 어떤 물질이 이러한 만병의 근원들을 해결해 준다면 만병통치약의 원리를 갖고 있다고 할 수 있을 것입니다. 이제 만병의 근원들을 하나하나 살펴보겠습니다.

미네랄이 풍부한 물

만병통치약의 첫 번째 조건은 인체에 필요한 미네랄을 충분히 함유하고 있어야 한다는 점입니다. 우리 몸은 다양한 미네랄을 필요로 하고 있습니다. 미네랄은 우리 몸에 불과 약 4% 정도밖에 차지하지 않지만 생명현상에 작용하는 역할은 매우 큽니다.

물에 완벽하게 이온화되어 있는 미네랄은 인체에 흡수되는 비율이 매우 높기 때문에 음식을 통해서 섭취하는 양보다 매우 적은 양으로도 충분합니다. 예를 들어서 칼슘이 많은 멸치를 많이 먹더라도 실제로 흡수되는 양은 일부분에 불과한 반면, 물에 녹아 있는 칼슘은 거의 다 흡수됩니다. 그렇기 때문에 미네랄이 풍부한 물을 마시는 것은 매우 중요합니다. 현대인의 많은 질병들이 미네랄 부족으로 비롯되고, 단지 부족한 미네랄을 보충해 줌으로써 미네랄 부족으로 비롯된 수많은 질병들이 치유될 수 있음은 이미 수도 없이 많은 논문으로 보고되고 있습니다.

혈액순환에 미치는 영향

다음 사진은 MBC의 '생명수의 진실' 팀과 함께 일본 추쿠바의 연구소에서 자연미네랄 물과 일반 음용수를 마시게 한 후 혈액의 흐름의 변화를 측정한 것입니다. 혈액안의 적혈구들이 작은 구멍을 통과하는 것을 영상으로 보여 주고 있습니다. 원래 적혈구가 많은 경우 엉켜 있는데 자연미네랄 물을 마시고 한 시간 후 엉켜 있던 적혈구가 풀어졌고, 그래서 작은 구멍을 순식간에 통과합니다. 물을 마시고 혈액의 흐름이 원활해졌다고 하겠지요.

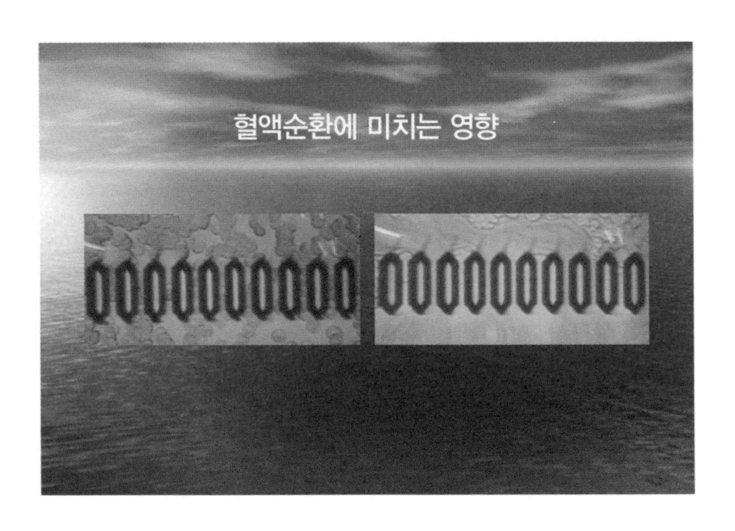
혈액순환에 미치는 영향

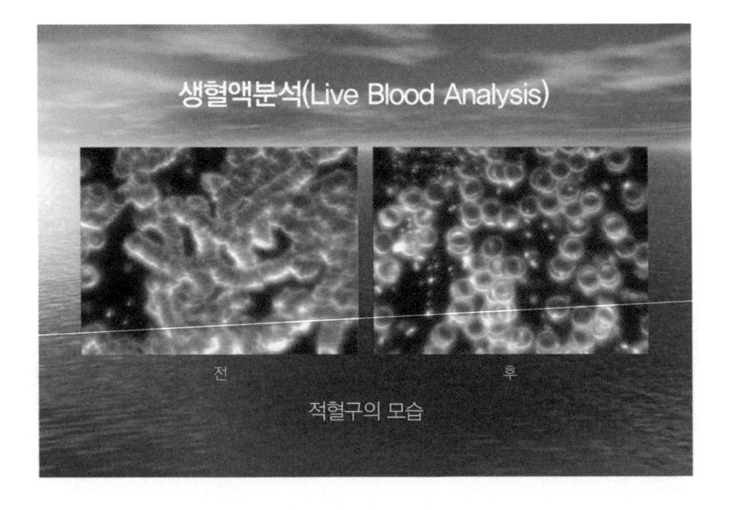
생혈액분석(Live Blood Analysis)
전
후
적혈구의 모습

옆의 사진 역시 엉켜 있는 적혈구가 물을 마시고 풀어지는 그림을 보여 줍니다. 이 사진은 손가락의 끝에서 한 방울의 혈액을 얻어서 암시야 현미경을 이용해서 촬영하였습니다.

이렇게 엉켜 있던 적혈구가 물을 500ml 마시고 30분 후에 바로 풀어지는 것을 볼 수 있습니다.

조직에서의 항산화 효과

이번에는 조직에서 실제로 물을 마시게 한 다음에 쥐에서 조직마다의 활성산소의 양을 측정하였습니다. 예측했던 대로 활성산소의 양이 각 장기마다 통계적으로 유의성 있게 다 줄어듭니다. 활성산소가 만병의 원인이라고 말씀드렸지요? 물이 활성산소를 제거할 수 있다면 활성산소로 비롯된 많은 질병에 대해서도 치유효과를 나타낼 수 있을 것입니다.

그런데 이상한 일은 활성산소의 양이 오히려 비장에서는 더 늘어납니다. 왜 그럴까요? 비장은 면역기능을 담당하는 기관입니다. 면역기능 중에는 외부에서 침입한 적을 죽이는 기능도 있는데, 인체에서는 활성산소를 탄환으로 사용합니다. 그래서 비장에서 활성산소의 양이 증가했다면 면역기능이 활발해졌다고 생각할 수 있을 것 같습니다.

면역기능 강화, 명현반응 그리고 신종플루

실제로 면역기능의 변화를 살펴보았습니다. 그래프에서 보듯이 세포성 면역과 체액성 면역, 두 가지 면역기능이 다 상승합니다. 세포성 면역은 외부에서 침입한 박테리아를 죽이는 힘이라고 보면 됩니다. 그 다음에 체액성 면역, 이것은 외부에서 침입한 적을 인식하는 능력입니다. 외부에서 들어오는 항원에 대해서 항원을 인식하는 항체를 일으키는 능력이라고 할 수 있습니다. 그런데 자연미네랄 환원수를 마시면 두 가지 능력이 모두 상승합니다. 하지만 계속 상승하는 것은 아니고 상승했다가 다시 떨어져서 정상상태로 돌아옵니다.

사실은 물을 마시고 이렇게 일시적으로 면역기능이 상승하는 것 때문에 역시 일시적으로 증상이 악화되는 것처럼 보이는 명현반응, 호전반응이 일어나게 됩니다. 명현반응은 졸립거나, 속이 쓰리거나, 피부에 발진이 나타나거나 혹은 옛날에 나타났던 질병이 다시 나타나는 등의 다양한 증상들로 나타납니다. 이런 명현반응은 물을 줄이거나 끊으면 사라집니다. 이런 면역기능의 상승으로부터 소위 명현반응이 나타나는 것으로 생각됩니다. 자연의학에서는 자연치유력이 상승한다고 표현하지요.

하지만 자연미네랄 환원수가 일방적으로 면역기능을 상승시

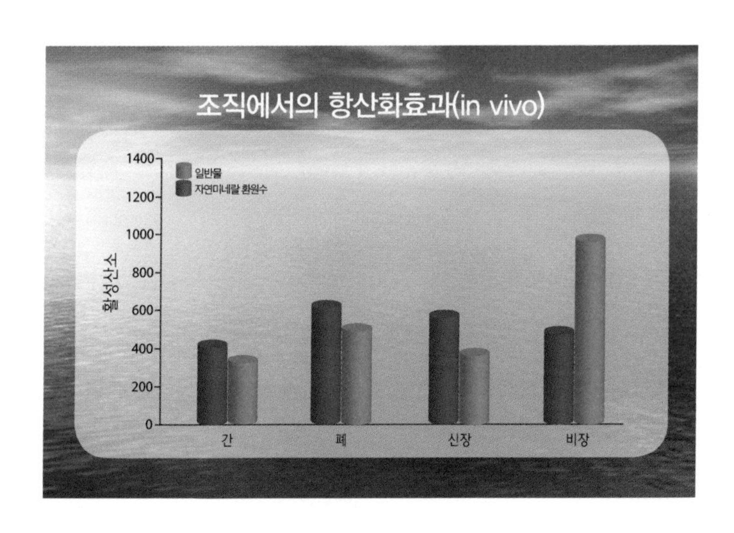
조직에서의 항산화효과(in vivo)
1400
1200
1000
800
600
400
200
0
활성산소
일반물
자연미네랄 환원수
간
폐
신장
비장

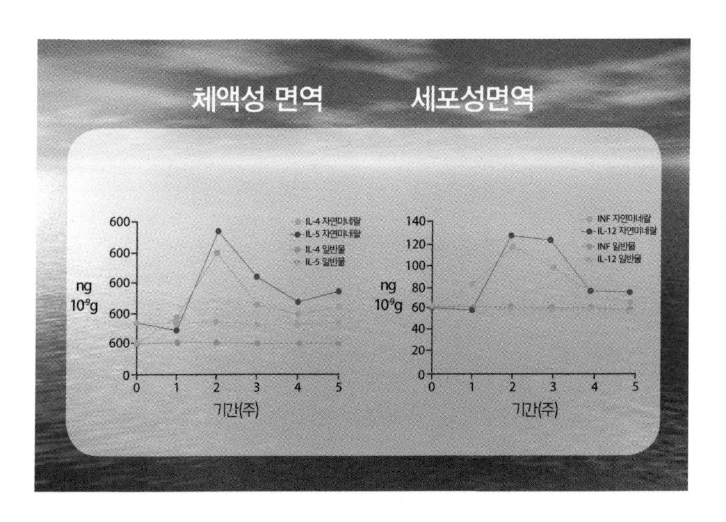
체액성 면역
세포성면역
600
600
600
600
600
0
ng
10⁻⁹g
IL-4 자연미네랄
IL-5 자연미네랄
IL-4 일반물
IL-5 일반물
0
1
2
3
4
5
기간(주)
140
120
100
80
60
40
20
0
ng
10⁻⁹g
INF 자연미네랄
IL-12 자연미네랄
INF 일반물
IL-12 일반물
0
1
2
3
4
5
기간(주)

키기만 하는 것은 아닙니다. 자연미네랄 환원수는 면역기능이 약한 사람들에게는 면역기능을 상승시켜 주고, 아토피성피부염, 천식, 알레르기성 비염, 자가면역질환(면역세포가 분별능력을 잃고 내 몸을 공격하는 질환)과 같이 면역기능이 지나치게 상승한 사람들에게는 면역기능을 적절하게 조절해 주는 신비한 능력이 있습니다. 역시 물은 답을 알고 있나 봅니다.

면역기능은 모든 것의 해법입니다. 면역기능이 약하면 감기에 걸려도 죽을 수 있지만 면역기능이 유지되면 어떤 질병도 극복할 수 있습니다. 예를 들어서 최근 맹위를 떨치고 있는 신종플루에 취약한 분들이 바로 면역력이 약한 분들입니다. 신종플루의 가장 위험군에 속하는 만성천식은 면역력이 떨어져서 생기는 대표적인 질병입니다. 항상 마시는 물이 면역기능을 상승시켜준다면 그것보다 좋은 일은 없겠지요.

장 내 미생물과의 조화

물을 마시고 제일 먼저 나타나는 것이 악취변이 없어지는 것입니다. 변에서 악취가 나는 것을 좋아할 사람은 아무도 없지요. 장 내 미생물과 인체가 조화를 이루지 못할 때 변에서 악취가 납니다.

인체가 하는 모든 일은 ATP라는 물질이 에너지를 제공합니다. 인체는 끊임없이 ATP를 필요로 하고 우리는 밥을 먹어서 필요한 에너지를 만듭니다. 그런데 자연미네랄 환원수와 같이 에너지가 높은 물의 경우 쉽게 ATP를 만들 수 있기 때문에 미생물이 무리해서 에너지를 만들기 위해 음식물을 황화수소, 암모니아, 인돌, 니트로사민 같은 악취물질까지 분해하지 않고, 유기산 같이 향기로운 물질까지만 분해해도 됩니다. 자연미네랄 환원수를 마시면 변에서 악취가 나지 않고, 밥을 먹지 않아도 배도 별로 고프지 않고 힘들지도 않습니다.

만병통치약, 만병통치물

살펴보았듯이 자연미네랄 환원수는 미네랄이 풍부하고, 혈액의 흐름을 원활하게 하며, 활성산소를 제거하고 면역기능을 활성화하여, 장 내 미생물과 인체를 조화롭게 해 줍니다. 다시 말하면 좋은 물은 만병의 근원들을 모두 해결합니다. 그래서 원리적으로 좋은 물은 만병통치약이 될 수 있는 것입니다.

실제로 많은 사람들에게 자연미네랄 환원수를 먹여 보았습니다. 그랬더니 많은 분들이 몸이 좋아졌고, 질병이 치료되기까지 했습니다. 물을 마신 사람들이 질병이 치료된 얘기를 할 때는 처음에는 저도 믿기가 어려웠습니다. 그래서 "정말, 제가 만든 물을 마시고 좋아졌어요?" 조심스럽게 물어보곤 했습니다. 지금은 누가 물 마시고 별 변화를 느끼지 못한다고 하면 물을 많이 안 마셔서 그렇다고 오히려 혼을 내기도 합니다.

변비와 설사

자연미네랄 환원수는 동물실험결과에서 살펴보았듯이 암에도 효과 있고 당뇨에도 효과가 있습니다. 항암제가 당뇨에 효과 있다는 얘기는 들어보지 못하셨지요?

변비와 설사. 이번에는 정반대의 질환입니다. 이렇게 정반대의 질환이 물을 마시고 다 좋아집니다. 다시 말하면 좋은 물은 약과는 달리 인체의 항상성을 이루어 줍니다. 내 몸을 건강하게 해서 스스로 질병을 극복하게 해 줍니다. 그래서 만병통치약이라고 할 수 있는 것입니다.

역시 물은 답을 알고 있는 것 같습니다.

숙취

자연미네랄 환원수를 마시면 숙취가 없어집니다. 하지만 이것은 오히려 문제가 될 수 있습니다. 술도 세지고 숙취도 없어지는데, 그것은 오늘 이만큼 마셔야지 하고 양을 정할 때의 얘기지요. 하지만 술을 마시는 사람이 정해 놓고 술을 마시는 적은 없지요. 오늘 왜 이렇게 술이 잘 들어가지? 하고 평소에 한 병 마시던 사람이 세 병을 마신다면, 술이 세지고 숙취가 없어지는 것이 장점인지 단점인지 저도 잘 모르겠습니다. 실제로 많은 분들이 그런 고민을 털어놓습니다.

골다공증, 결석, 관절염, 통풍

이 질병들은 사실은 모두 같은 원인으로 발생합니다. 저도 젊었을 때 물을 마시지 않아서 결석으로 고생한 적이 있습니다. 이제 물 전문가가 되어서 좋은 물을 많이 마시라고 강의하고 있으니, 정말 우리의 삶이 어디서 와서 어디로 가는지 알 수 없습니다.

어느 결석환자가 소변을 볼 때마다 삐죽한 결석덩어리가 피와 섞여 매일 피오줌을 볼 정도로 고통을 겪고 있었습니다. 그런데 물을 마시고 며칠 후부터 피가 나오지 않았고, 결석 덩어리도 거의 나오지 않았습니다. 그나마 조금 나온 결석 덩어리도 크기가 작고 이전처럼 삐죽한 모습이 아니라 둥그런 모습이었습니다. 현재 그 분은 아무런 어려움 없이 살고 있습니다.

통풍 때문에 고생하는 분들이 너무 많아요. 주위에 통풍으로 고생하는 분이 있는데 술을 마시기만 하면 그 다음날 예외 없이 통풍발작이 시작됩니다. 고기만 먹어도 다음날 통풍으로 고생합니다. 고통이 너무 심해서 방에서 떼굴떼굴 구를 정도랍니다. 바람만 스쳐도 아픈 질병을 통풍이라고 하지요. 그 분은 평생 술도 고기도 못 먹습니다. 그런데 자연미네랄 물을 마시고 그 이후로 통풍발작을 한 번도 경험하지 못했답니다. 이제는 술과 고기를 마음대로 먹을 수 있게 되었다고 합니다. 통풍은 평생 약을 먹어야 하는 난치병입니다. 그런데 모든 통풍이 자연미네랄 환원수를 마시는 것만으로 없어집니다. 예외가 없을 정도입니다. 믿기 어려운 얘기지요?

골다공증도 마찬가지입니다. 구태여 칼슘제제 먹지 않아도 물을 마시면 좋아집니다. 골다공증, 통풍, 결석, 관절염 모두 같은 병입니다. 내 몸의 체액이 고기와 같은 산성식품을 많이 먹거나 스트레스를 많이 받으면 산성화되기 때문에 몸이 위기의식을 느낍니다. 그래서 원래의 체액대로 약알칼리성을 유지하기 위해서 미네랄이 필요한 거예요. 앞부분에서 이야기했죠?

물이 알칼리성을 유지하기 위해서는 미네랄이 필요합니다. 그러면 미네랄이 어디 있지요? 바로 뼈에 있습니다. 그래서 체액을 약알칼리성으로 유지하기 위해서 뼈에서 칼슘이 녹아 나오는 것이에요. 그런데 골다공증을 치료하기 위해서 칼슘을 먹잖아요? 가장 중요한 체액의 문제를 해결하지 않고 칼슘을 먹으면 그게 요산이랑 합쳐져서 통풍이 되기도 하고, 관절에서는 관절염이 되는 거고, 조직에 가면 결석이 되는 것입니다. 그래서 골다공증, 통풍, 결석, 관절염, 자연의학에서는 모두 같은 질병이라고 보는 것입니다. 실제로 좋은 물을 마시면 특별히 칼슘제재를 먹지 않아도 이러한 질환들이 다 고쳐집니다.

아토피성 피부염, 천식, 알레르기성 비염

모두 다른 병 같지만 역시 면역기능의 이상으로 생기는 같은 질환입니다. 동물실험에서 살펴보았지만 물을 마시고 면역기능이 상승합니다. 하지만 아토피, 천식, 알레르기성 비염과 같이 임파구가 많이 생성되는 면역 과잉인 상태에도 물은 위력을 발휘합니다.

물만 마시고도 아토피성 피부염, 천식, 알레르기성 비염, 심지어는 크론병과 같은 면역세포가 내 세포를 공격하는 자가면역질환이 좋아진 분들이 많이 있습니다. 자연미네랄 환원수가 면역기능의 항상성을 유지시켜준다고 할까요? 계속 말씀드리지만, 물은 인체가 어디로 가야할지 답을 알고 있는 것 같습니다.

생리통

SBS에서 생리통을 다룬 다큐멘터리 프로그램을 보았습니다. 생리통이 그렇게 고통스러운지 몰랐어요. 진통제로도 통증조절이 안 되어 젊은 여성들이 한 달에 며칠씩 아무 일도 못하면서 떼굴떼굴 아파서 구르는 것을 보고 깜짝 놀랐습니다. 그런데 물을 마시면 거의 예외 없이 생리통이 사라집니다. 모두들 다음 생리 때에는 생리통이 사라져서 신기해합니다. 여러분들도 믿기 어렵지요?

태아와 엄마를 건강하게

제가 함께 기획했던 MBC '생명수의 진실'을 제작할 때였습니다. 부산에 있는 500명이 넘는 유치원을 조사해 보니 아토피성 피부염이 약 25%정도 되었어요. 놀라서 주위 분들에게 그런 얘기를 했더니 서울은 수치가 더 높다고 합니다. 강남에 가면 아토피성 피부염의 증세를 조금이라도 보이는 아이들이 거의 50% 가까이 된다고 합니다.

부모 중에서도 앙케이트 조사를 했는데 임신 중에 청량음료를 하루 1병 이상 마셨다고 대답하신 분들이 있었습니다. 그런데 그 분들의 아이가 아토피일 확률이 얼마나 될까요? 67%였습니다. 아토피 확률이 거의 3배 가까이 증가한 것입니다.

그래서 엄마가 임신 중에 마신 물이 태아한테 영향을 주는 것을 알게 되었습니다. 애들이 무슨 잘못을 했기에 태어나자마자 아토피성 피부염으로 고생하게 되었을까요? 바로 엄마가 잘못한 것이라고 봐야지요.

토끼한테 대표적인 중금속인 카드뮴을 준 후에 토끼의 양수에서 카드뮴 농도를 측정했습니다. 그랬더니 토끼의 양수에서

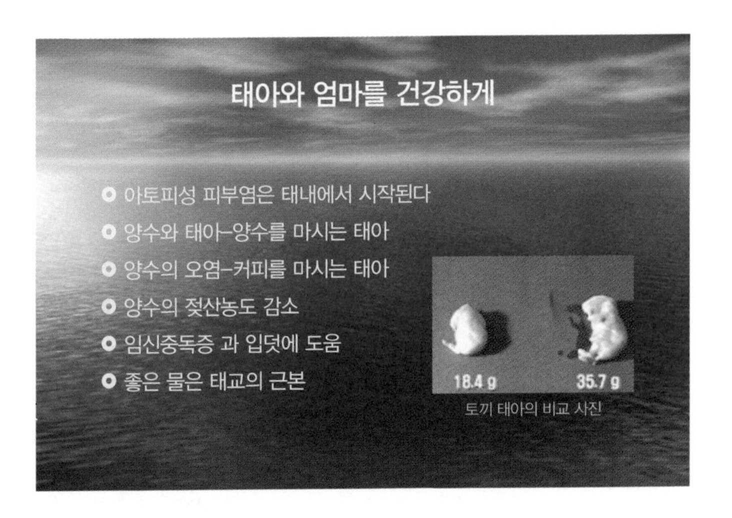

카드뮴의 농도가 30배가 넘게 나왔습니다. 토끼에게 카페인을 먹였더니 역시 양수에서 카페인의 농도가 높게 관찰되었습니다. 엄마가 중금속에 오염되면 아이도 중금속에 오염되고, 엄마가 환경호르몬에 노출이 많이 되면 아이도 태내에서 노출이 많이 되는 것입니다. 엄마가 술을 마시고 취하면 아이도 함께 취하는 것입니다. 그런데 좋은 물을 마시면 양수가 깨끗해집니다. 실제로 자연미네랄 환원수를 마신 임산부의 양수에서 젖산 농도가 낮게 관찰됩니다. 소위 몸에서 산성노폐물이라고 하는 것이 바로 젖산입니다. 좋은 물을 마시면 양수가 혼탁해져서 생기는 임신중독증도 예방할 수 있습니다.

자연미네랄 환원수를 마시고 입덧이 없어졌다는 분들도 있습니다. 입덧의 원인을 호르몬의 조화가 깨지는 것으로 보는 견해도 있고, 체액이 산성화되는 것으로 보는 견해도 있습니다. 어떤 원인으로 입덧이 생겼든 간에 입덧이 없어지는 것이 중요하지요.

제 아내가 입덧을 너무 심하게 했습니다. 얼마나 심하게 했는지 아이를 낳으러 병원에 갈 때까지 입덧을 했습니다. 아내와 제가 물 연구를 더 일찍 했으면 아이를 더 낳지 않았을까도 생각해봅니다. 임신 중에 모차르트의 음악을 듣는 것도 중요하지만 무엇보다도 좋은 물을 마시는 것이 태교의 근본입니다.

중금속을 배출한다

아토피가 심한 아이가 저와 공동연구를 하는 세경내과의 김수경 원장을 찾아왔습니다. 검사를 했더니 납중독 상태였습니다. 한 달 정도 자연미네랄 물을 마시고 아이의 아토피성 피부염이 많이 좋아졌어요. 그리고 두 달째 다시 검사를 해 보니까 납이 없는 것으로 나타났습니다. 완전히 정상으로 돌아왔습니다.

납, 수은, 카드뮴 같은 중금속은 몸에 축적되면 배출되지 않는 것으로 알려져 있습니다. 그게 의학적인 상식인데 물을 마시고 중금속이 없어진 것입니다.

이번에는 홍 목사님의 예를 들겠습니다. 북아프리카에서 선교하시는 홍 목사님께 제가 자연미네랄을 보내드렸습니다. 함께 선교하시는 프랑스 선교사가 수은 아말감으로 인해서 수은중독 상태가 되었다고 합니다. 홍 목사님께서 기도 중에 내 생각이 나서 프랑스 선교사에게 자연 미네랄을 전해 주었습니다. 그런데 물을 마시고 이 분이 두 달 후에 정기검진에서 혈액검사를 했는데 수은이 없는 것으로 나타났습니다. 달라진 것은 자연미네랄 물을 마신 것밖에 없는데 항상 수은중독 상태로 나타나던 것이 갑자기 정상으로 나타난 것입니다. 이런 분들을 통해서 자연미네랄 물이 중금속을 배출해 준다는 것을 알게 되었습니다.

자연미네랄과 환경호르몬

아까 생리통이 자연미네랄에 의해서 좋아진다고 했지요? 그런데 생리통이 왜 좋아질까요? SBS 다큐는 환경호르몬 때문에 생리통이 생긴다고 결론을 내리고 있었습니다. 생리통으로 고생하는 젊은 여성들이 유기농 음식만 먹고 환경호르몬을 차단하니까 많이 좋아졌습니다. 자연미네랄 물만 마셔도 생리통이 좋아지는데 혹시 환경호르몬을 자연미네랄 물이 배출하는 것이 아닐까 하는 생각이 들었습니다. 자연미네랄 물이 중금속과 환경호르몬을 배출하는 가능성을 확인하는 것은 미래의 과제라고 하겠습니다.

좋은 물은 특히 여성을 건강하게 합니다. 변비, 생리통, 골다공증, 비만, 갱년기 증상, 우울증, 모두 여성분들과 관계가 많지요. 많은 여성분들이 자연미네랄 물을 마시는 것만으로 위의 질환들을 극복하게 되었습니다. 하지만 오해하지 마세요. 성인병에 시달리는 남성분들에게도 당연히 도움이 됩니다.

여성이건 남성이건 단지 좋은 물을 마시는 것만으로 건강해질 수 있다면 그것보다 더 좋은 일은 없겠지요.

내 몸이 되는 물

내가 마신 물은 30분 안에 온 몸의 조직까지 다 갑니다. 약은 약효를 나타낸 다음에 간에서 분해되어 내가 원하지 않는 물질이 되어서 내 몸에 부작용을 잔뜩 남겨 놓고 사라집니다. 그래서 어느 약이든 약효보다 훨씬 더 많은 부작용을 경고하고 있는 것입니다.

그런데 물은 내 몸에 영향을 준 다음 어디로 사라지지 않습니다. 내가 마신 물은 바로 내 몸이 됩니다. 내 몸의 70%가 물입니다. 내가 마신 물이 바로 내 몸이 되는 것입니다. 마시는 물을 무시하고 건강하기를 바라는 것은 가까이 갈 수 있는 다리를 놔두고 멀리 돌아가는 것보다 더 어리석은 일이라고 할 수 있습니다.

생명의 물도 충분히 마셔야 한다

아무리 완벽한 생명의 물도 적정량을 마시지 않으면 소용이 없습니다. 현대인은 만성적인 물 결핍상태에 있습니다. 현대인의 10%는 커피는 마셔도 하루에 물을 한 잔도 마시지 않는다고 합니다. 생명을 유지하는데 필요한 최소한의 물의 양과, 건강한 삶을 유지하기 위한 물의 적정량은 다릅니다.

아무리 좋은 물을 마셔도 물 부족으로 인한 탈수상태에 있다면 효과가 없을 것입니다. 신장에 특별한 문제가 없는 한 가능한 많은 물을 마셔야 '생명의 물'이 가지고 있는 위력을 체험할 수 있을 것입니다.

제가 제안하는 하루에 마셔야 할 물의 양은 다음과 같습니다. 몸무게에 키를 더한 후 100으로 나눈 숫자(리터)만큼 물을 마시는 것입니다. 예를 들어서 키가 170cm이고 몸무게가 70kg이니 사람이라면 (170+70)/100=2.4, 즉 2.4리터의 물을 마셔야 합니다. 대부분 사람들의 경우 하루에 마셔야 할 양은 2리터가 넘습니다.

하지만 이것도 최소한의 물이라고 보는 견해도 있습니다. 미국에 있는 어떤 암환자는 물을 하루에 4갤런(약 16리터)씩 마셨다고 합니다. 물을 그렇게 많이 마시고 완쾌되었을 뿐 아니라, 날씬하게 되고 피부도 젊어져서, 딸과 같이 가면 누가 엄마이고 딸인지 모를 정도라고까지 합니다. 저에게 물을 그렇게 많이 마시는 것이 괜찮을 정도가 아니라 건강에 큰 도움이 된다고 특별히 알려주셨습니다.

다음 분도 2리터 이상 물을 마시고 물의 위력을 체험하셨습니다.

"저는 처음 12월에 마시기 시작해서 사실은 게시판에서 많이 보아오던 어떤 명현현상도 없었고, 정말 변화라고는 거의 없었습니다.
사실 처음에는 2리터 이상 마시라고 하셨는데 그냥 평소 습관대로 마시다 보니, 결과적으로는 하루에 500밀리~1리터 사이만 마시게 되었어요.
그런데, 이 킴스워터 사이트(www.kimswater.net) 의 어떤 글에서도 남편과 본인이 함께 마셨는데, 조금 마시는 남편은 술 먹은 다음 날 힘들어했지만, 2리터 이상 마신 부인은 전혀 괜찮았다는 글도 보고……
아, 내가 너무 조금 마셔서 효과를 안 보는 것은 아닌가 하는 생각도 들고, 그래서 1월 1일부터 마시는 물의 양을 2리터 이상으로 바꾸었는데…… 그러고 5일 만에 손목의 강글리온이 없어지게 되었답니다.
강글리온이라는 것이 수술을 해도 재발률이 높기 때문에 손목에 상처만 남기고, 또 주사로 빼면 저 같은 경우에는 3일만에 다시 재발한 적도 있었고, 손목이 볼록하니 참 보기가 좋지 않은데 딱히 해결책도 없는 답답한 녀석이죠. 그런데 지금 손으로 만져보면 아직 조그맣게 남아있기는 하지만, 육안으로는 거의 보이지 않을 만큼 작아졌어요.

그리고, 다른 하나는 금연효과를 보고 있다는 것인데... 남편의 말이 어느 날 물을 마시고 확실히 담배가 덜 피고 싶다고 하더군요. 혈액이나 몸에 남아 있는 니코틴을 정화하는 역할을 할 수도 있겠구나~ 라는 생각도 들구요. 분명 담배를 피고 싶은 생각은 많이 없어졌답니다.

암튼 '물의 양'이 정말 중요한 것 같습니다. 여러분 힘들더라도 2리터 이상 꼭 드시고, 많이 드시길~~

제가 마시는 컵으로는 8잔을 마셔야 2리터가 되는데, 8칸의 표를 그려서 냉장고에 붙여놓고, 하나씩 색칠하면서 마시고 있는데 시각적으로 얼만큼 마시는지 보이니까 할당량을 채우기가 좋은 것 같아요. 한 번 시도해 보시길 바래요~~"

자연미네랄의 다양한 용도

그 외에도 자연미네랄을 가정에서 사용하시는 많은 분들이 제가 예측하지 못했던 다양한 용도들을 알려주었습니다. 저에게 메일을 보 내주신 분들의 글을 그대로 인용하겠습니다 .

밥을 맛있게 해 줍니다. 국물이 빠르게 진하게 우러나오고 야채가 파랗게 삶아집니다. 그리고 고기의 기름기가 쉽게 제거됩니다. 고기 핏물 빼는 데 너무 좋아요. 소고기든 돼지고기든 잘 핏물이 빠지고 요리

했을 때 냄새도 안 나요.

차 마실 때 물을 뜨겁게 안 데워도 찻물이 잘 우러나와서 좋아요. 2리터 물병에 녹차팩을 한 개만 넣어도 녹차가 충분히 우러나옵니다. 그리고 차나 커피의 맛을 깊이 있게 해 줍니다.

아이 먹일 과일, 특히 딸기는 수돗물로 씻었다가 자연미네랄 물에 한 10분 정도 담갔다가 줘요. 약냄새가 안 나고, 향이 진해집니다.

광택 잃은 목걸이를 물에 담가놨더니 치약으로 닦을 때처럼 반짝거려요.

저희 집에 수경 재배하는 개운죽이 있는데 보기는 좋아도 매일 물 갈아 줄 일이 귀찮았거든요. 근데 먹고 남은 자연미네랄 물을 넣어줬더니 병에 물때도 안 끼고 일주일은 거뜬하더군요. 더 넘겨도 될 거 같지만.. 그래도 새 물을 넣어 줘야겠기에 일주일에 한 번은 갈아 줘요.

동치미국은 시간이 지나면 좀 짜지면서 쉬어지는데 특히 반찬통에 담긴 건 이틀을 못가죠. 쉰내 나서. 그런데 새로 썰어 놓은 동치미 국물에 자연미네랄 물을 반 정도 넣으면 먹으면서 쉬지 않고 싱싱함이 오래 가더군요.

잘 쓰고 있죠? ^^ 그리고 참, 술 해독에 짱이더군요. 숙취로 골 때리는 게 확 줄고, 속도 안 아프고 빨리 깨는 거 같아요. 요건 애 아빠랑 동감^^

어떤 분은 열대어를 기르고 있는데 자연미네랄 물을 사용하고 나서부터는 중화제를 넣을 필요도 없고, 물고기 분비물이 청록색에서 갈색에 가깝게 변하고 잘 보이지도 않게 되었고, 또 역한 냄새도 사라졌다고 합니다.

목욕물에 자연미네랄이 도움이 된다고 알려주신 분도 있습니다. 아토피가 심한 아이의 아빠인데, 목욕물에 자연미네랄을 넣었더니 마치 온천욕을 한 것 같이 피부가 매끈해질 뿐 아니라 아이의 아토피가 좋아졌다고 합니다. 뿐만 아니라 모기 물린 데 바르면 가려움이 바로 없어진다고도 알려주셨습니다.

어떤 분은 충혈된 눈에 바르니까 좋아졌다고 합니다.

"안녕하십니까 교수님. 어제 회사에 출근하여 보니 왼쪽 눈동자에 충혈이 되더군요. 갑자기 안약도 없고 하여서 보통 사람들이 눈이 찜찜하면 물로 세정을 하는 기억이 나 자연미네랄 마시는 물로 눈을 씻었더니 처음에는 눈이 조금 뻑뻑한 느낌이 들더니 바로 눈이 부드럽게 되면서 5분 정도 지나자 충혈이 가라앉더군요. 안과도 가지 않고 바로 충혈이 가라앉아 다행이라 생각하였습니다. 열심히 마시고 열심히 관찰하여 또 다른 소식을 접하겠습니다. 소중한 인연에 감사한 마음 전합니다."

자연미네랄 정수기

살펴보듯이 자연미네랄의 사용처는 단지 마시는 물에 한정되지 않습니다. 물을 필요로 하는 모든 곳에서 좋은 물은 위력을 발휘합니다.

자연미네랄의 원리를 바로 정수기 필터로도 개발할 수도 있습니다. 자연미네랄 필터는 물이 다공질의 필터를 통과하면서 바로 약알칼리성의 환원수가 만들어집니다.

이러한 필터를 장착한 정수기를 사용하면 온 가족이 마시는 물, 부엌에서 사용하는 물을 비롯해서 온갖 다양한 용도로 사용하기에 부족함이 없을 것입니다.

농축산용 기능성물

자연미네랄은 동물을 건강하게 하는 데도 사용됩니다. 예를 들어서 자연미네랄 필터를 충남 당진의 한 축산농가에서 사용해 보았는데 폐사율이 현저하게 떨어지고(94.5%→99.3%), 닭의 무게가 증가하며 육질이 향상하는 것이 관찰되었습니다.(평균 1400그램→1720그램) 가슴 근육과 다리 부위의 근육을 채취하여 성분을 분석한 결과 단백질의 양은 약 10% 증가하였으나 지방성분(6.6g→4.6g/100g)과 콜레스테롤(74.1g→68.4g/100g)

의 양은 감소하였습니다. 하지만 인체에 유익한 이중결합이 많은 다가불포화지방산은 오히려 증가하였습니다.

뿐만 아니라 미네랄 환원수를 산란계에 마시게 한 결과, 껍질이 두꺼워지고 노른자의 무게가 감소되는 것이 관찰되었습니다. 그 외에도 자연미네랄 환원수를 마신 젖소의 경우는 우유의 체세포의 수치가 감소하고 단백질의 양이 증가해서 우유의 등급이 상승될 수 있었습니다.

축산용 외에도 자연미네랄은 농업용 기능성 물로도 사용될 수 있습니다. 항생제와 약품을 사용하지 않고 농약을 사용하지 않는 농축산이 기존의 방법보다 더 쉽고 저렴하게 가능해진다

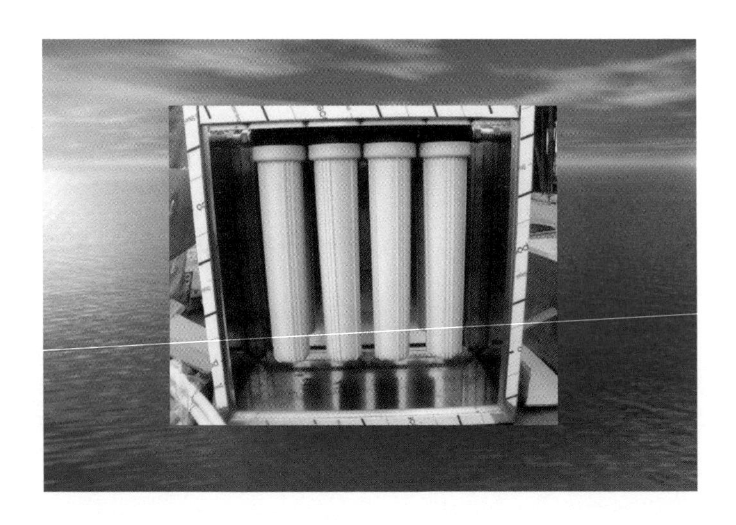

면 그것보다 더 좋을 일은 없을 것입니다.

정보를 담은 물이 그 대안이 될 수 있습니다. 예를 들어서 물에 해충을 퇴치하는 정보를 담을 수 있다면 유기농법을 더욱 쉽게 할 수도 있지요. 축산도 마찬가지입니다. 아직도 낯설은 정보에 대해서는 다음 장에서 자세하게 알아보겠습니다.

만병통치약 체험기

유나방송을 처음 듣고 나름대로 확신을 갖고 꾸준히 하루에 2리터 이상 꾸준히 음용하였습니다. 처음부터 나타난 결과를 말씀드리겠습니다. 저는 당뇨가 평소에 220정도 되며, 고혈압이었습니다. 약 1년여 동안 혈압약과 당뇨약을 복용하고 있던 중 교수님의 말씀을 듣고 바로 정보미네랄을 신청했습니다.

1. 일주일이 지나자 항상 점심을 먹고 나면 나른하며, 잠이 오던 버릇이 없어지더군요. 제가 그걸 못 이겨서 혈압과 당뇨약을 먹었거든요. 그런데 참으로 신기하더라구요. 먹고 나면 그 짜증나리만큼 잠이 오던 버릇이 없어지더라구요.^^

2. 이주일, 삼주일 지나면서 집에서 오른발이 항상 발이 시려서 실내화를 신고 있었는데, 어느 날 실내화를 신지 않고 깜박 다른 일에 집중해 있었는데 발이 시럽지가 않는 겁니다. 참으로 신기했습니다. 지금은 실내화가 이리저리 돌아다녀서 한 쪽으로 치워 놓았습니다.

3. 안경을 쓰고 다니는데, 어느 날 눈과 안경이 잘 맞지 않는 것인지, 아니면 노안인지는 모르겠지만 한동안 안경과 눈이 맞지 않고 있습니다. 안경점을 한번 찾아가서 검사를 해 보아야 할 것 같습니다.

4. 한 달 반 정도 되었는데, 목욕탕을 갔습니다. 몸무게를 보고는 너무도 깜짝 놀랐습니다. 몸무게가 무려 5킬로그램이나 빠져 있는 겁니다. '

아, 이래서 몸이 가뿐해진 거였구나!'를 그제서야 알았습니다. 왜냐하면 대학 졸업 후 지금까지 늘 80에 근접해서 위아래로 왔다갔다한 몸무게였기에 참으로 이상하고도 기뻤습니다. 지금까지 몸무게가 75.5를 유지하고 있습니다. 그렇다고 제가 특별히 운동을 한 것도 아니었습니다. 산행을 좋아합니다만 겨울이라 산행도 하지 않았거든요. 다시 한 번 꾸벅 인사드리고 감사드립니다.

5. 피부가 좋아졌다는 말은 하도 많이 들어서 그 얘긴 더 올리지 않겠습니다. 제가 술이나 라면을 먹으면 속이 쓰려서 갤포스를 아예 몇 봉지씩 사 놓고 먹는 사람인데 그런 현상이 없어졌습니다. 정말 신기하고 놀라운 일이지요.

교수님께서 만병통치약이라고 하면 사기꾼 소리 들을 거라 하셨는데…… 제가 술자리에서 말 술 먹는 후배들에게 얘기했더니, 선배님 그 사업하시는 거 아니죠, 혹시 다단계하시는 거 아니죠, 하더군요. 참으로 답답하더이다. 우리 후배님들을 생각하면 가슴이 아픕니다.

하기야 와이프와 아들도 제가 처음에 이런 증상들을 얘기하면 빙그레 웃기만 하고 믿지 않더군요. 한 달이 지나자 우리도 미네랄 신청해 달라고 해서 자연미네랄을 음용하고 있습니다. 온 가족이 음용하고 있지요^^ 제 와이프는 살이 빠진다는 목적이 있지만요^^…….

2주간 물을 마시고 나타난 다양한 변화들

교수님, 안녕하세요. 자연미네랄을 마시기 시작한 지 어느 새 2주가 되었습니다. 뭔가 모르게 그동안 변화된 듯한 감이 있어 적어 봅니다. 맨 처음 마시기 시작할 때는 확실히 졸음이 많이 왔습니다. 교수님 말씀대로 면역기능 상승에 따른 명현반응이었던 것 같습니다.

–불면증으로부터의 탈출이 시작됨–

제가 불면증이 심해 수면제를 먹었는데, 마음위로용 정보미네랄을 사용하고부터는 수면제 없이 잠을 푹 잡니다.

–주량이 늘고 숙취가 없어짐–

그리고 이것은 정말 몸으로 느끼는 것입니다만, 제가 이래 저래 술 마실 일이 많아서 항상 아침마다 힘이 들고, 주량도 그리 센 편이 아니라 간혹 소주 2병만 마셔도 그 다음날 온종일 술이 안 깨기도 하거든요.
또한 술 때문에 건강이 염려가 되어 간장약이나, 비타민 등 건강식품 등을 많이 챙겨 먹는 편인데 자연미네랄 물을 마시고 나서 얼마 후에 문득 주량이 늘었는지 해독이 잘 된다고 해야 하는 것인지, 간밤에 술을 좀 과하게 마셔도 아침이면 술이 확 깨 있는 게 아닙니까?
정말 신기하다 해서 일부러 전날 술을 좀 많이 마셔 보았습니다ㅋㅋ.
실험이라고나 할까요? 제가 술을 이것 저것 섞어 먹으면 다음날 반드시 두통이 있고 숙취가 심한데, 그 다음날 일어나니까 숙취는 커녕, 술이 금방 확 달아는 것입니다. 그리고 정말 신기한 것은 사실은 요즘은 술이 마시기 싫어지고 있다는 것입니다. 신기합니다. 왜 그런지..^^;;;

–피부가 좋아짐–

그제야 교수님의 책에서 읽은 체험담이 저에게도 현실로 다가오는 기분이었습니다. 저와 자연미네랄 물을 같이 먹는 사람이 있는데 그분은 피부가 확실히 좋아지고 있다고 하더군요. 그분은 지성 피부라서 피부가 좀 번들거리고 화장이 뜨는 편인데, 확실히 좋아지고 있다고 주변에 계속 선전을 하고 있습니다.

–치질이 호전되고 있습니다–

그리고 또한 저에게 나타나는 변화가 있는데요..., 제가 치질 기운은 좀 있는데 요사이 치질 주변이 많이 작아지고 있는 느낌입니다. 그리고 피도 나지 않고 말이죠…… 암튼, 너무 너무 신기합니다.

그 외에도 전체적으로 육체의 피로감은 확실히 사라지고 있습니다. 이제는 아예 그동안 챙겨 먹던 미국산 유명 건강식품도 거의 먹지 않고 있습니다. 감사합니다. 교수님의 연구 업적이 병에 시달리는 현대인들의 건강에 횃불과도 같은 역할이 되었으면 좋겠습니다.

자연미네랄 하루 체험기

어제 출장 갔던 남편이 업무상 밤 늦게까지 술을 마시고 오늘 저녁에 집에 와서는 죽을 것처럼 피곤했는데 물을 마시고 몇 시간 후에 몸이 날아갈 듯이 개운하다고 하네요.

저도 오늘 아침부터 머리도 아프고 몸이 많이 피곤했는데... 지금은 전혀 그렇지가 않아요. 머리가 한 번 아프기 시작하면 꽤 오래 가는 편인데, 머리도 전혀 아프지 않네요. 특히 아이 키우는 댁에서는 알고 계실 것 같은데…… 요즘 감기가 너무 심해서 어린 아이들은 병원에 입원하는 경우가 좀 많습니다. 집에 32개월 된 아들도 아주 심하지는 않지만 한달 이상 감기기운이 계속 있고 기관지에서도 약간 소리도 나고, 안에 가래가 낀 듯이 조금 뛰어다니면 심하게 기침을 하곤 했습니다. 오늘 낮에 물을 몇 잔 마시고, 저녁에 잠들었는데, 갑자기 일어나서 울면서 계속 심하게 기침을 하더니 결국 맑은 가래가 한 덩어리 튀어 나오네요. 그리고는 숨소리도 너무 좋아지고 바로 편하게 잠들었습니다. 남편과 둘이서 어떻게 저런 물이 다 있냐고 감탄했습니다.

어제 밤에 물을 받으면서 '너무나 감사합니다.' 라는 말이 저도 모르게 나와서 미네랄 병을 들고 잠시 있었는데 저 역시 재채기가 십 회 이상 연속으로 나오고 나서는 저도 아이와 함께 따라다니던 한 달 이상 된 기침이 멎었습니다.

딱 하루 마셔 보고 이런 후기를 올리는 게 어떨지 몰라서 조금 망설여지기도 하지만…… 너무나 감사한 마음에 서둘러 적어 보았습니다.

이 글은 저도 망설이다가 뒤늦게 실었습니다. 하루만에 몸이 좋아진다는 것이 매우 주관적일 수 있으니까요. 자연미네랄이 단순히 알칼리성의 환원수를 만들 뿐 아니라 자연치유력을 강화시키는 정보가 담겨있기 때문에 많은 분이 에너지를 바로 느낄 뿐 아니라 명상에도 도움이 된다는 글을 보내왔습니다.

자연미네랄 5일 체험기

1. 3일 정도 사용 후 오래된 경련성의 아랫입술 실룩거림(몸 상태가 안 좋으면 심해짐)이 사라짐.

2. 4일 정도 사용 후 약 15년 된 뇌순환장애 (쉼없는 요가,기공, 운동이나, 반신욕등으로 호전되고, 가만 있으면 순환장애가 생겨 정신활동이 떨어져 일상생활 영위가 힘들어짐)가 개선됨.

직업상 9시간 정도 앉은 상태에서도(정체가 심해지는 자세) 뇌 속으로 차가운 느낌의 흐름이 정체되지 않고 이어짐(과거에 정체되면 정체되는 부위의 고통과 뇌의 기능이 상당히 떨어짐). 과거에는 상상 할 수 없었던 현상.

예측하지 못했던 일들...

자연미네랄 UM을 접하고 생활에 많은 변화가 생겼습니다. 저는 젊은 사람이고 지병은 없어서 수치적으로 드러나는 변화는 없지만 기분이 자주 우울해지던 것과 만성적인 피로감이 완전히 없어졌습니다. 저는 주로 제 방에서 공부하는 학생이라 만성적인 체력부족 상태였습니다. 그래서 어쩌다가 약속 때문에 나갔다 오거나, 등산을 하거나 하면 바로 뻗어버리거나 며칠씩 앓거나 합니다. 그런데 지금은 피곤하지 않은 것은 물론, 힘든 일을 해서 근육통이 있는 경우에도 하루 자고 일어나면 감쪽같이 풀어집니다.

또 한 가지는 제가 원래 유전적으로 술을 잘 마시지 못하는데, 이상하게 공간에너지스티커 UN을 붙여놓은 제 방에서 술을 마시면 잘 취하지도 않고 평소보다 두 배를 마십니다. 처음에는 주량이 늘었다고 생각했는데, 밖에서 술을 마셔보니 여전히 맥주 한 병을 채 못 마십니다. UM과 UN이 저에게 큰 영향을 미치고 있는 것 같습니다.

좋은 물은 특정질환을 치료하는 약과는 다릅니다. 좋은 물은 내 몸을 건강하게 해서 스스로 질병을 치유하게 해 줍니다. 하지만 역설적으로 그렇기 때문에 만병통치약과 같이 예측하지 못했던 다양한 기적을 일으키기도 합니다.

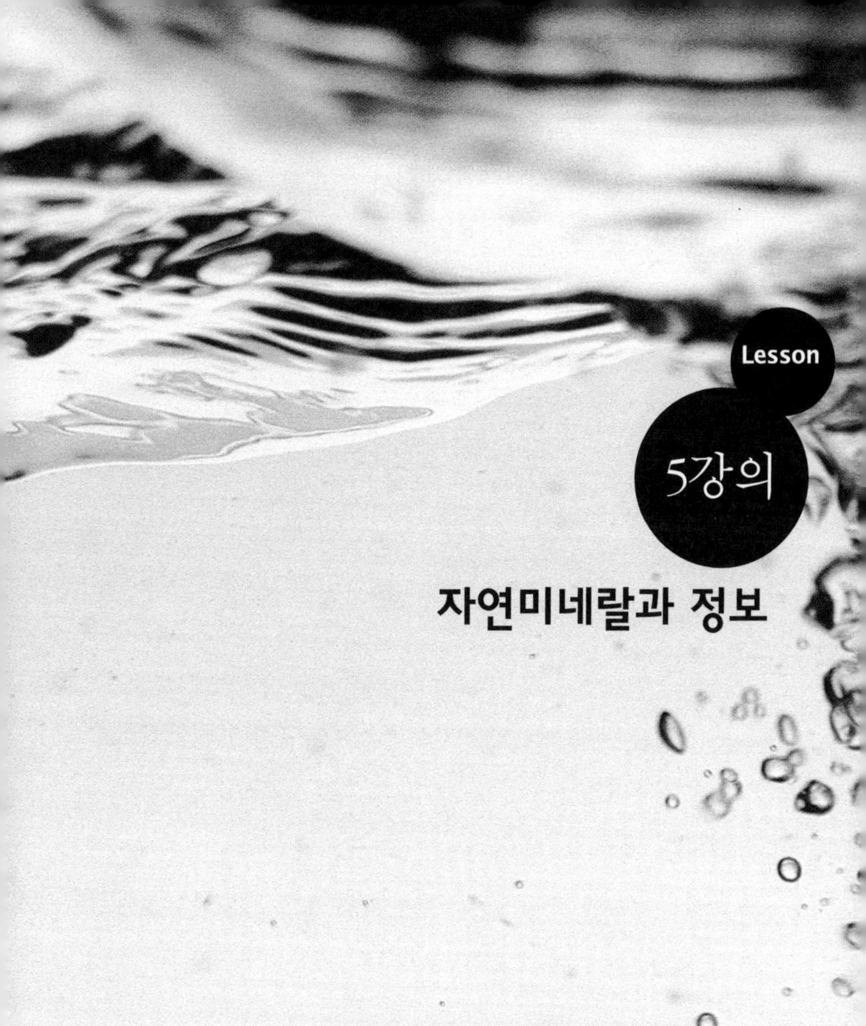

Lesson

5강의

자연미네랄과 정보

자연미네랄과 정보가 합해져서 정보미네랄

여태까지 두 가지 방향의 얘기를 했습니다. 첫 번째는 물에다 정보를 담는 얘기이고, 또 두 번째는 약알칼리성의 미네랄이 풍부한 환원수를 만드는 자연미네랄에 관한 얘기입니다. 살펴보았듯이 두 가지가 다 탁월한 기능성이 있지요.

딸아이가 일본으로 유학 가 있으면서 바소프레신 정보를 담은 물을 수시로 일본으로 공수해야 하는데 많이 불편했습니다. 그래서 이번에는 물이 아니라 자연미네랄에 정보를 담는 방법을 시도해 보았습니다. 물보다는 더 어려웠지만 세라믹 볼의 형태로 이루어진 자연미네랄에도 딸아이가 필요로 하는 바소프레신 정보를 담을 수 있었습니다. 이렇게 만들어진 정보미네랄은 물과 접촉하면서 물에 호르몬의 정보를 물에 그대로 옮겨 주었습니다. 정보미네랄만을 사용하면서도 딸아이는 그 전에 바소프레신 정보를 담은 물을 사용할 때와 똑 같은 효과를 느낄 수 있었습니다. 이제 정보미네랄 몇 개만 갖고 가면 딸아이가 세계 어디를 가더라도 그곳의 물을 이용해서 쉽게 호르몬 정보수를 만들 수 있게 되었습니다. 훨씬 쉬워졌지요?

더구나 정보미네랄에는 단순히 정보뿐 아니라 자연미네랄의 기능성이 그대로 담겨 있으니 전체적인 건강에도 큰 도움이 되겠지요. 이렇게 만든 정보미네랄은 딸아이뿐 아니라 많은 환자분들에게 큰 도움이 되고 있습니다. '필요는 발명의 어머니'라는 말을 실감합니다.

뱅베니스트의 실험

1988년 프랑스의 벵베니스트 박사가 세계적으로 유명한 과학잡지인 〈네이쳐〉에 매우 특별한 논문을 출간했습니다. 이 논문의 내용을 한 마디로 간단히 표현하면 항원을 계속 희석해서 (100배씩 60번을 흔들어주면서 계속 희석, 10^{-120}) 용액 속에 물

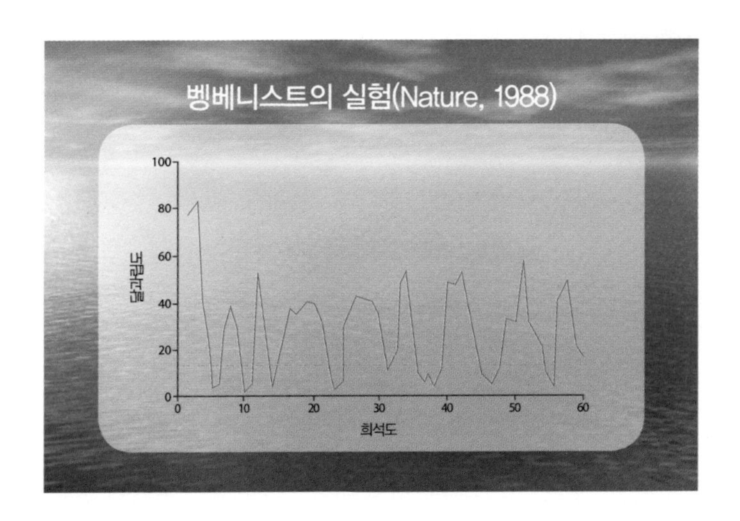

질로서의 항원이 하나도 없는 상태까지 희석을 했는데도 항체 반응이 나타난다는 이야기입니다.

물질이 있어야만 생체반응이 일어나는 것이 과학의 상식인데, 이 논문은 그래프에서 보는 것과 같이 물질이 전혀 없는 상태에서도 파동과 같은 패턴의 반응을 보인다는 것입니다. 다시 말하면 물 속에 물질이 전혀 없는데도 마치 물 속에 물질이 있는 것과 동일한 반응이 일어난다는 것입니다.

벵베니스트 박사의 논문은 동종요법을 과학적으로 보여 주는 중요한 자료라고 할 수 있으나, 20년이 지난 지금도 논란이 끝나지 않았습니다. 현대과학의 이론으로 설명할 수 없는 이 논문이 문제가 되어서 벵베니스트 박사는 1993년 국립의학연구소의 면역의학부의 책임자 자리를 박탈당했고, 그 후 모든 연구비도 다 끊어졌습니다. 벵베니스트 박사는 그 후 독자적으로 물이 물질의 정보를 기억할 수 있다는 연구를 계속 진행하던 중, 2004년 지병으로 사망했습니다. 후배 과학자로서 벵베니스트 박사의 통찰력과 개척자적인 용기에 경의를 표합니다.

비타민C 희석배수에 따른 생체정보

실제로 이건 제가 실험한 거예요. 비타민C를 동종요법의 방법대로 흔들어 주면서 처음에는 10배 그 다음에는 100배씩 계속 희석했습니다. 10의 마이너스 17 (10^{-17})승으로 희석한다는 것은 안에 비타민 C는 분자가 거의 없는 상태입니다. 그런데 동시에 물질이 아니라 비타민C의 정보를 생체정보분석을 이용해서 측정했습니다.

생체정보분석은 사람의 몸에 나타나는 자율신경의 변화를 측정해서 물질의 정보를 측정해내는 방법입니다. 이 방법은 재현성이 있지만, 오퍼레이터의 분석능력에 많이 의존해야 하는 단점이 있습니다. 표에서 보듯이 생체정보 수치는 희석이 진행됨

비타민C 희석배수에 따른 생체정보

비타민C(물질)	비타민C(생체정보)
1(타블렛)	3
10^{-3}	3
10^{-5}	5
10^{-7}	6
10^{-9}	1
10^{-11}	0
10^{-13}	4
10^{-15}	2
10^{-17}	1

에 올라갔다 내려가는 파동과 같은 패턴을 계속 보입니다. 물질이 희석되면 그 반응도 동시에 약해지는 것이 과학의 상식입니다. 아까 벵베니스트의 데이터와 같은 패턴이지요? 이렇게 물질의 양과 무관하게 정보의 측면도 있는 것입니다. 이 데이터는 제가 측정한 것이 아니라 측정을 의뢰한 것입니다. 측정한 오퍼레이터는 측정이 잘못된 줄 알고 여러 번 측정했는데도 동일한 결과가 나온다며 머리를 긁적거렸습니다. 저는 이 이상한 데이터가 바로 내가 원하는 결과였으니 아주 기뻐할 수밖에 없었지요. 측정한 분을 아주 잘 했다고 격려했습니다.

디지털바이올로지

벵베니스트 박사는 파리국립의학연구소에서 축출된 후 자신의 이론을 '디지털 바이올로지' 라는 이름으로 발전시켰습니다. 다음 그림에서 볼 수 있듯이 현대과학은 분자와 분자가 만나서 세포의 반응이 일어나는 것으로 생각하지만, 벵베니스트 박사는 분자끼리 직접 만나지 않더라도 파동만으로 공진이 일어나서 반응이 세포 내부로 전달될 수 있다고 생각했습니다.

그 후 벵베니스트 박사는 호르몬 분자가 녹아 있는 수용액에서 나오는 특정 분자의 주파수가 있다고 가정하여, 백색잡음

(White noise, 모든 소리가 혼합되어 있는 소리, 모든 빛을 혼합했을 때 흰색이 되는 것과 비유하여 표현)에 분자의 정보를 담고, 20-20000Hz의 음파를 기록할 수 있는 컴퓨터의 사운드블라스터 카드에 녹음하고, 그 음파의 파동을 컴퓨터에서 재현해 물에 기록했을 경우 물이 실험적으로 분자 역할을 하는 것을 보여주었습니다. 그는 그렇게 소리로 표현된 분자의 고유정보를 디지털화 해 저장할 수 있기 때문에, 이러한 이론을 디지털 바이올로지라고 명명했습니다. 정보의 세계에서는 물질이 없어도 물질의 정보 혹은 파동에 의해서도 세포의 반응이 일어날 수 있다는 것이지요.

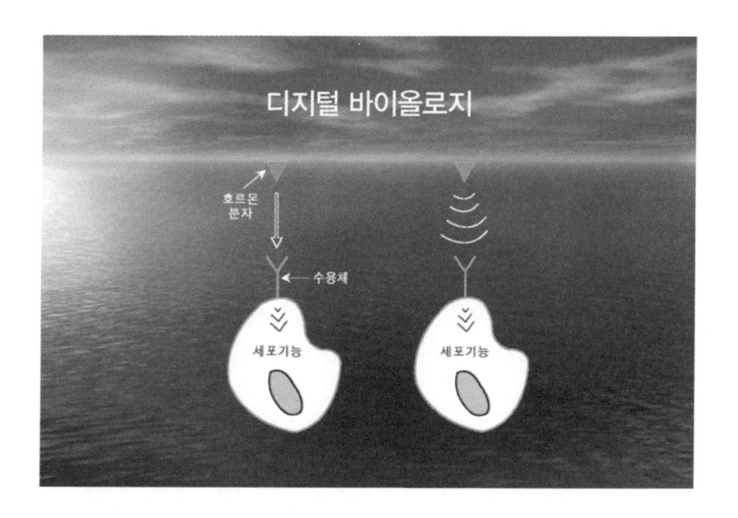

정보를 담는 다양한 그릇

음식을 줄 때 음식을 공중에 던져서 줄 수는 없습니다. 음식을 담을 그릇이 필요하지요. 정보도 마찬가지입니다. 정보를 담을 그릇이 필요합니다.

저는 처음에 물을 정보를 담는 그릇으로 사용했고, 그 후 자연미네랄과 같은 세라믹 볼에도 정보가 담긴다는 것을 알게 되었고 (정보미네랄), 지금은 전기와 공간도 정보를 담는 그릇으로 사용하고 있습니다. 이 부분은 더 자세히 살펴보겠습니다.

벵베니스트 박사의 경우는 소리를 정보를 담는 그릇으로 사용한 것입니다. 하지만 벵베니스트 박사가 기록한 것은 정보가 아니라 정보가 담긴 백색잡음이지요. 정보 자체는 현대과학의 물리적인 측정한계를 벗어납니다. 단지 정보가 담긴 그릇만이 측정되고 나타나는 것이지요. 예를 든다면 정보가 담긴 백색잡음과 일반 백색잡음을 현대과학은 구별하지 못합니다.

현대의 동종요법

저는 딸아이를 통해서 그리고 수많은 환자들을 도와주면서 자연스럽게 디지털바이올로지를 체험한 셈이지요. 처음에는 동종요법의 방법대로 호르몬 정보수를 만들었지만 지금은 전자기적인 방식을 이용하는 기계를 개발했습니다.

그 원리를 설명하면 다음과 같습니다. 먼저 정보를 전달하는 물질과, 정보를 전달받을 물을 담은 물병을 코일로 감쌉니다. 정보를 전달하는 물질 쪽에 아주 약한 전류를 지구공명주파수(7.8Hz)로 단속적으로 흘려서 약한 자기가 형성되도록 하면 물질의 정보가 증폭되는 현상이 일어납니다. 이번에는 물병 쪽으로 전류의 방향을 바꿉니다. 그렇게 함으로서 증폭된 물질의 정보가 물로 옮겨집니다.

이러한 증폭된 정보는 녹음기로 녹음하듯이 저장할 수 있고

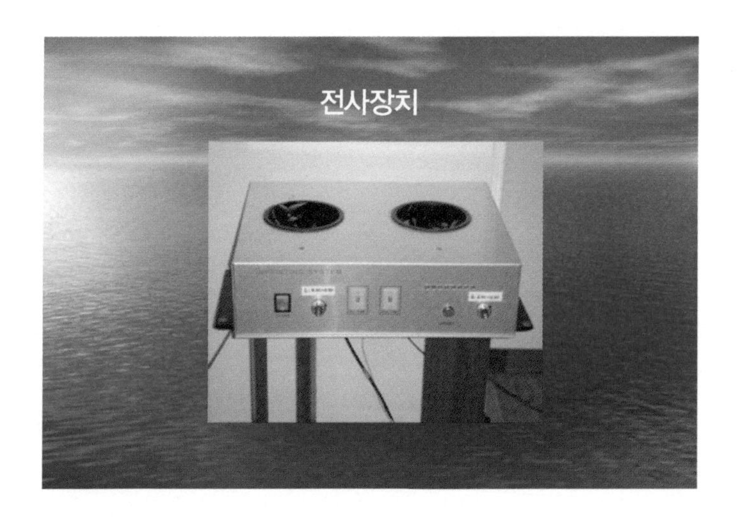

또 디지털코드로 전환되어 어디서든지 쉽게 사용할 수 있는 다양한 형태로 바뀌어, 인터넷을 통해서 전달될 수도 있습니다.

인슐린 정보를 담은 물의 효과

전기분해 알칼리수를 열심히 마시던 분이 저에게 연락해 왔는데, 이 분이 물을 열심히 마셨는데도 혈당이 200 (mg/dl) 이하로 한 번도 떨어진 적이 없었다고 합니다.

알칼리 환원수가 아닌 일반 물에 인슐린의 정보를 담은 물을 이 분에게 주었습니다. 다음 그래프는 인슐린의 정보를 담은 물을 마시면서 이 분의 혈당이 쉽게 떨어지고 있는 것을 보여 주고 있습니다. 그 뒤 혈당은 들쭉날쭉했지만 점차적으로 떨어져서 정상수치가 되었습니다. 현재 이 분은 인슐린 정보수 대신 인슐린 정보 미네랄을 사용하고 있습니다.

인슐린 정보 미네랄

인슐린 정보를 담은 정보미네랄을 사용한 결과를 보여드리겠습니다. 정보를 담은 물을 공급하는 것이 힘들기 때문에 정보미네랄을 만들었습니다. 자연미네랄이 혈당을 낮추는 동물실험 결과를 이미 보여드렸지요?

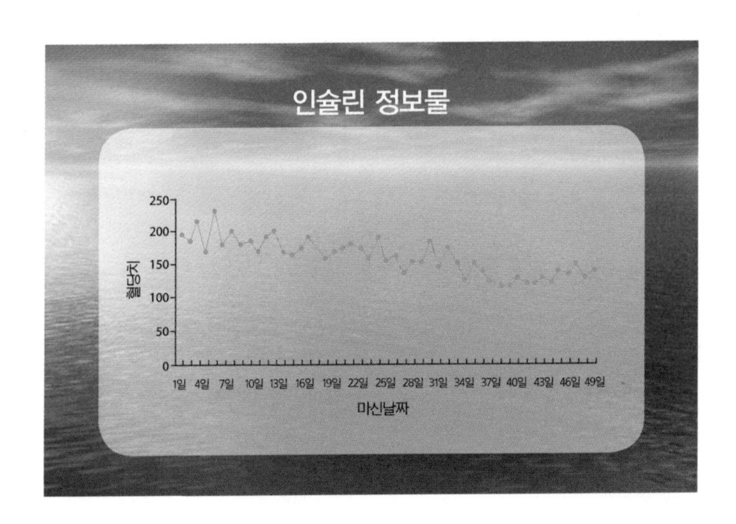
인슐린 정보물
250
200
150
100
50
0
혈당치
1일 4일 7일 10일 13일 16일 19일 22일 25일 28일 31일 34일 37일 40일 43일 46일 49일
마신날짜

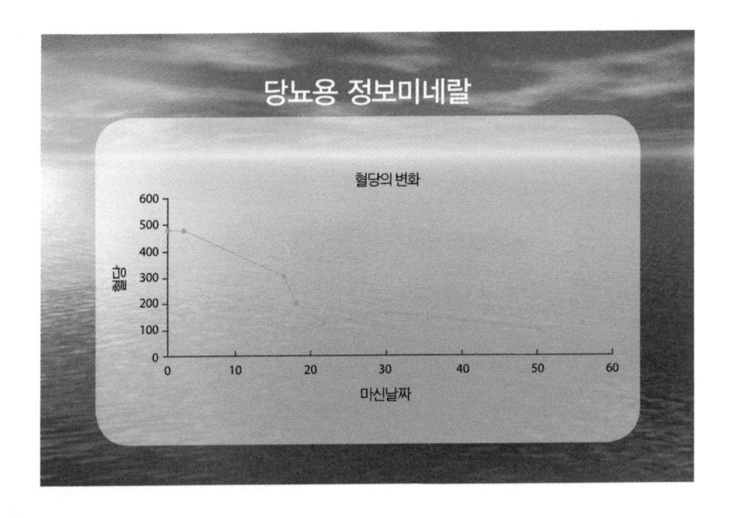
당뇨용 정보미네랄
혈당의 변화
600
500
400
300
200
100
0
혈당
0 10 20 30 40 50 60
마신날짜

당뇨환자를 위한 정보미네랄에는 자연미네랄의 전반적으로 몸을 건강하게 하는 기능성과 함께 인슐린 정보 외에도 GLP-1과 렙틴이라는 혈당을 낮추며 비만에 도움이 되는 물질의 정보들을 함께 담았습니다.

그래프를 보세요. 이 분은 약을 전혀 사용하지 않는 분이었는데 물을 마시기 전의 식전 혈당이 480(mg/100ml)이었습니다. 그런데 물을 마신 후 20일만에 120까지 내려갔습니다. 놀라운 일이지요? 그 후에도 혈당은 계속 정상화되고 있습니다.

좋은 물 앞에 항복하는 당뇨병

당뇨! 참 치료하기 어려운 병이지요. 하지만 좋은 물 앞에는 쉽게 항복합니다. 약을 먹기 시작하면 약과 평생 친구가 되어야 한다고 의사가 얘기하지요. 그런데 좋은 물을 마시게 되면 약을 줄일 뿐 아니라 끊을 수도 있습니다.

당뇨 약을 사용하시는 분이 정보미네랄 물을 마시게 되면 혈당을 체크하면서 약을 줄여야 합니다. 약을 줄이지 않으면 저혈당이 올 수도 있기 때문입니다. 오랫동안 약을 먹던 어떤 분은 물을 마시고 한 달 정도 되었는데 갑자기 쓰러져서 응급실로 가게 되었답니다. 응급실에서 혈당을 재보니까 60까지 내려간 거예요. 약을 줄여야 하는데 줄이지 않아서 저혈당 쇼크가 온 것입니다. 또 다른 분의 경우를 예로 들겠습니다. 역시 10년 동안 당뇨약을 먹던 분인데 물을 마시고 딱 2주만에 몸이 힘이 하나도 없어서 내가 죽으려고 하나 보다 하고 유서까지 썼습니다. 부인한테 "내가 아무래도 죽으려나 보다. 내가 병원가면 못 나올지도 모르겠다." 하면서 같이 식사를 하고, 비장한 마음으로 병원에 가서 체크를 했더니 혈당이 역시 70까지 내려간 것을 알게 되었습니다. 저혈당 때문에 계속 기운이 없어진 것입니다. 그래서 당장 약을 끊으니까 바로 혈당이 정상화되었습니다. 10년을 넘게 먹던 당뇨약을 단지 줄인 정도가 아니라 물을 2주 정도 마시고 끊을 수 있게 된 것이지요. 이 분이 며칠 전 병원에서 칭찬받았다고 병원을 나오면서 바로 전화했습니다. 중성지방과 콜레스테롤을 비롯한 모든 혈액지표도 정상으로 변했다고 합니다. 누가 이런 일이 물로 일어날 수 있다고 믿겠습니까?

물론 모든 사람에게 이런 극적인 일이 일어나는 것은 아닙니다. 그렇지만 분명한 것은 물을 성실하게 열심히 드시기만 하면 당뇨는 좋아집니다.

암을 억제하는 p53 정보의 위력

이번에는 과학의 언어로 정보의 위력을 표현해드리겠습니다. 아주 죽이기 어려운 악성 피부암 세포주를 배양하면서 실험했습니다. 일반물, 자연미네랄 환원수, 그리고 p53 정보를 담은 정보미네랄 환원수를 이용해서 실험했습니다.

p53은 암을 억제하는 단백질입니다. p53에 돌연변이가 생겼을 때, 그래서 p53 단백질이 결핍될 때 암이 발생하는 것입니다. 거의 대부분의 암에서 p53 단백질의 결핍이 발견됩니다.

실험조건은 대조군인 일반 물과 동일하게 하기 위해서 pH를 완충용액 (Buffer, pH를 일정하게 유지시켜주는 용액)을 이용해서 중성으로 맞추었습니다. 이 경우 알칼리환원수가 아니라 미네랄환원수라고 해야겠지요. 하지만 알칼리성이 아니라도 항암 효과가 나타납니다. 이 결과는 알칼리성보다는 환원력이 더 중요하다는 것을 보여준다고 하겠습니다.

일반 물에서는 암세포가 잘 자랍니다. 하지만 자연미네랄 환원수의 경우는 암세포의 성장이 많이 억제됩니다. 앞에서 살펴본 동물실험 결과와 거의 유사한 실험 결과입니다. 그런데 이번에는 암을 억제하는 단백질로 알려진 p53의 정보를 담은 미네랄 환원수의 결과를 보겠습니다.

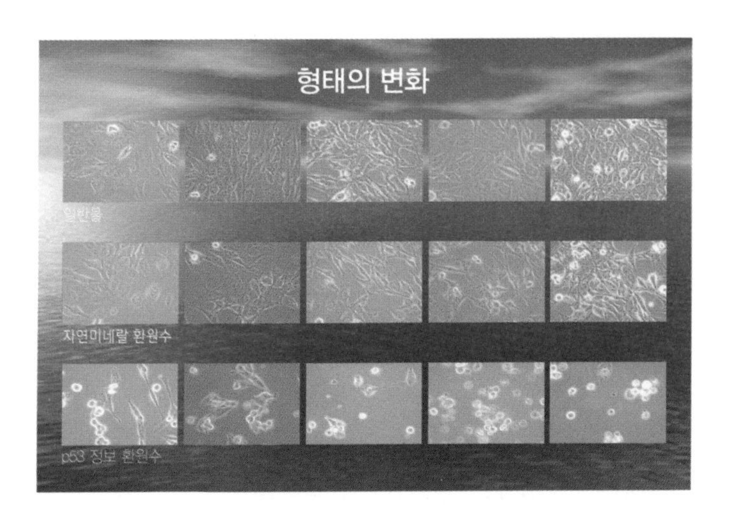
형태의 변화
일반물
자연미네랄 환원수
p53 정보 환원수

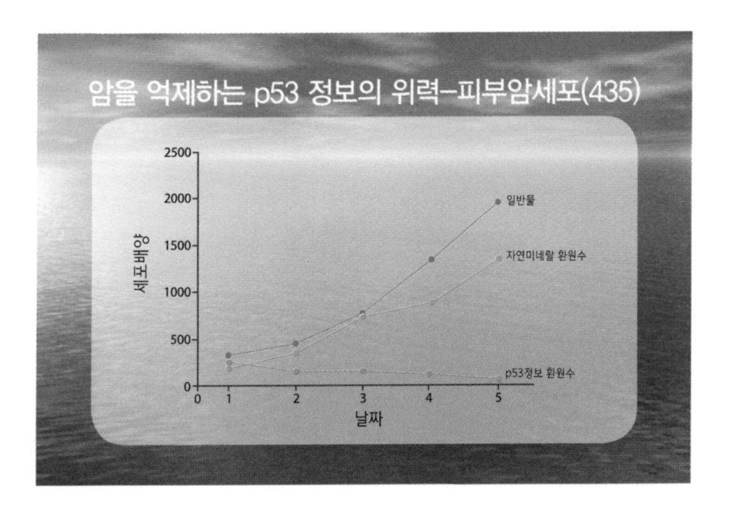
암을 억제하는 p53 정보의 위력-피부암세포(435)
2500
2000
1500
1000
500
0
세포배양
0
1
2
3
4
5
날짜
일반물
자연미네랄 환원수
p53정보 환원수

어떤 일이 일어났을까요? p53 정보를 담은 미네랄 환원수의 경우 암세포는 완전히 사멸합니다. 여기서 자연미네랄 환원수와 p53 정보를 담은 미네랄 환원수의 경우 물리적으로 화학적으로 완전히 성질이 동일합니다. 그런데 암의 성장을 억제하는 능력은 큰 차이가 나지요?

분명한 차이가 있는데, 현대과학은 그 차이를 구별해 내지 못합니다. 앞에서도 말했지만 여기서 자연미네랄 환원수는 p53 정보를 담는 그릇이라고 할 수 있겠습니다. 그래서 제가 정보미네랄이라고 표현하는 것입니다.

유방암 세포주에서도……

이번에는 역시 죽이기 어려운 유방암 세포주를 이용해서 실험했는데 마찬가지 결과를 보여 주고 있습니다. 일반 물을 사용했을 때는 암세포가 잘 자라고, 미네랄 환원수는 암세포의 성장이 적절하게 억제되었으나 p53 정보를 담은 미네랄 환원수는 암세포의 성장이 아주 강하게 억제되는 것을 볼 수 있습니다.

자연미네랄 환원수와 같은 물이 암세포의 성장을 억제하는 것도 현대의학의 입장에서 쉽게 받아들이기 어렵습니다. 더구나 암을 억제하는 정보를 담은 환원수의 경우는 더 말할 나위

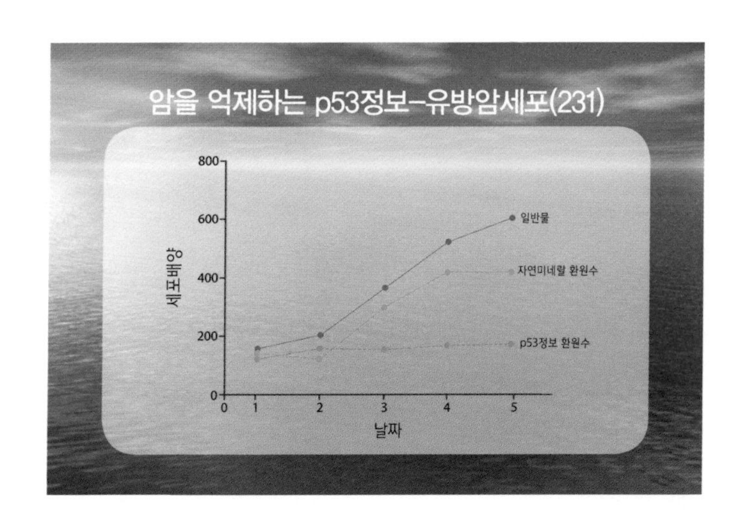
암을 억제하는 p53정보-유방암세포(231)
800
600
400
200
0
세포배양
0 1 2 3 4 5
날짜
일반물
자연미네랄 환원수
p53정보 환원수

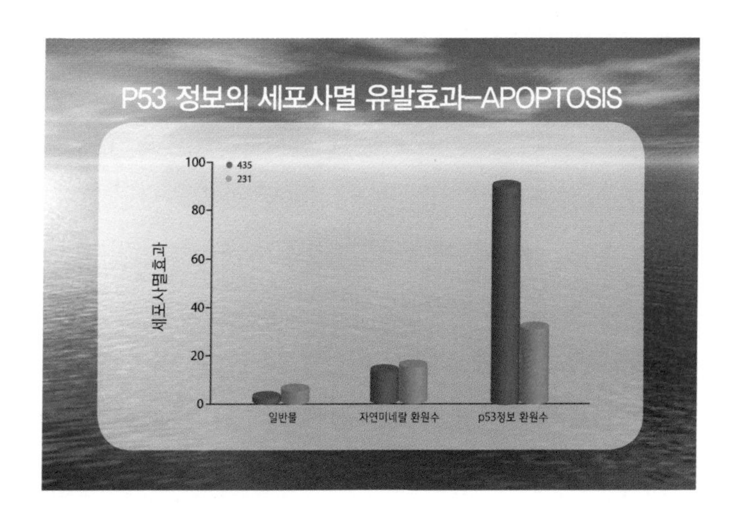
P53 정보의 세포사멸 유발효과-APOPTOSIS
100
80
60
40
20
0
세포사멸효과
435
231
일반물
자연미네랄 환원수
p53정보 환원수

없겠지요. 어쨌든 이것이 바로 현대과학을 초월하는 정보의 위력입니다.

세포사멸을 유도하다

세포는 위기의식을 느끼면 망가진 상태를 유지하기 보다는 스스로 자살의 길을 선택합니다. 이것을 세포사멸(Apoptosis)라고 하며 우리 몸의 세포는 그렇게 이미 프로그램 되어 있어요. 그래프는 이렇게 자살을 유도하는 효과가 p53 정보가 담기면 상승되는 것을 보여 줍니다.

암 전이의 억제

p53 정보를 담은 물의 경우 암 전이도 억제합니다. 동물실험 결과에서도 미네랄 환원수가 암 전이를 억제하는 것을 볼 수 있었지요? 역시 미네랄 환원수는 보시다시피 암 전이를 억제합니다. 하지만 p53 정보가 담기게 되면 전이가 훨씬 많이 억제됩니다.

텔로미라제 실험과 p53 정보

제가 몇 년 동안 징크핑거라는 단백질을 이용해서 암에만 있는 텔로미라제라는 효소를 억제해서 암을 제어하는 실험을 했습니다. 그렇게 해서 약 30-40% 정도 암을 억제할 수 있었습니다. 새로운 단백질 항암제의 가능성을 제시한 것이지요. 그 방법도 매우 뛰어난 방법으로 평가받고 있으나, 현실적으로 사용하게 되려면 시간이 얼마나 걸릴지 모릅니다. 사용이 과연 가능할지도 모르겠습니다.

그런데 살펴보았듯이 암을 억제하는 p53 정보가 담긴 물은 탁월한 항암효과를 보입니다. 물에 담긴 p53 정보에 의해서 암세포는 완전히 사멸했습니다.

물에 p53 정보를 담는 데 시간이 얼마나 필요할까요? 물질을

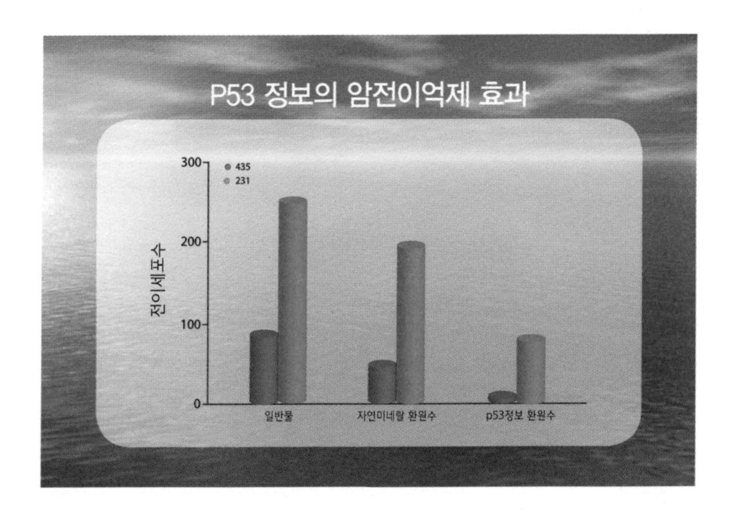

주문하는 시간이 많이 걸리지 정보를 물에 담는 것은 어려운 일이 아닙니다. 불과 하루면 됩니다. 그랬는데 암세포가 완전히 억제되었습니다.

너무 허무하지 않아요? 제가 오랫동안 진행한 첨단연구에서 암세포 성장을 조금 저지했는데, p53 정보를 담은 물은 바로 암세포의 성장을 억제했습니다.

매우 안전한 정보미네랄

p53 정보미네랄은 물질이 아니라 정보를 담은 물을 만드니까 비교할 수 없이 안전하지요. 바로 정보미네랄을 필요로 하는 분들이 사용할 수 있습니다.

세포배양에서는 p53 정보만 사용했지만 그 후 암이 자라는데 필요한 영양분을 공급하기 위해서 필요한 신생혈관형성을 억제하는 엔도스타틴이라는 단백질과 면역능력을 향상시키는 물질들의 정보를 p53 정보와 함께 담아서 사용합니다.

많은 암환자들이 정보미네랄을 사용해 보고 도움이 되었다는 메일을 보내왔습니다. 하지만 대부분의 암환자는 병원에서 암치료를 병행하니까 물의 항암효과인지 전반전인 몸을 건강하게 하는 물의 효과인지 구별해내기 어렵습니다. 다른 정보미네랄들도 마찬가지이지만 정식 임상시험이 진행될 수 있으면 좋겠습니다.

안타까운 것은 암을 약간 억제하는 자연미네랄 환원수 데이터는 논문으로 출간을 준비합니다만, 암세포를 완전히 사멸하는 p53 정보를 담은 데이터는 출간이 어렵습니다.

그 이유는 실제로 정보를 기능성 말고 현대과학의 방법으로 측정이 불가능하기 때문입니다. p53 정보를 담은 물과 그렇지 않은 물의 차이를 물리적 화학적 방법으로 알아낼 방법이 없습니다. 바로 정보가 현대과학의 측정방법보다 더 미세한 에너지의 영역이기 때문입니다.

현대과학은 측정 가능한 영역만 대상으로 합니다. 언젠가 정보를 담은 물에 관한 연구는 현대과학의 지평을 넓혀 줄 수 있을 것으로 생각합니다.

많은 분들이 다양한 정보미네랄의 위력을 체험하셨지만 여기서는 특별히 자폐에 대해서 집중적으로 소개하겠습니다. 자폐는 현대의학에서 치료방법이 없지요. 저에게 보내 주신 자폐아 부모님들의 글을 소개해드리겠습니다.

우리 아들이 자폐로 인한 발달장애인데 이제 고등학생이 됩니다. 그동안의 세월이 얼마나 힘들었는지 겪어 보지 않으면 짐작도 안될 겁니다. 사춘기가 시작된 중학교 시절은 절정에 달했었지요. 말로 스트레스를 풀어내지 못하니까 몸으로 화를 표현하는 것 같습니다.
특히 3학년 1년 동안은 일주일을 편하게 보낸 적이 없었네요. 오죽하면 누가 대신 좀 키워줬으면 하는 생각을 다 했을라구요…….
학교 유리창을 깨기도 하고 동생이 무슨 말만 해도 싸우려 들고 엄마인 저를 때리기까지 하는 아들을 그 순간은 정말 사랑하기가 쉽지 않았답니다. 자폐를 가진 아이들 가정에서 흔히 볼 수 있는 광경이지요.
자폐정보 미네랄워터를 마신 지 한 달이 되었는데 정말 많이 안정되었습니다. 한약과 침으로 다스려 왔었는데 침을 매일 맞을 수는 없으니까 미네랄 물을 마시는 쪽이 여러모로 도움이 될 것 같아 후기를 올립니다. 이웃에 저와 같은 형편에 있는 사람이 있다면 알려주시라구요…….
우선 얼굴 표정이 달라졌어요. 전엔 화가 가득했었는데 제법 여유가 느껴집니다. 다른 사람들이 알아볼 정도로…… 그리고 스킨쉽이 많아졌어요. 웃음도 많아졌고. 다른 사람이 야단을 쳐도 그대로 받아들입니다. 그리고 공부하는 것을 좋아하게 되었어요. 공부를 가르치려면 언제 분노가 폭발할지 불안했는데 이젠 하루에 한 시간 반씩 꼬박꼬박 잘 하고 있습니다. 언어치료를 받고 있는데 그곳 선생님도 좋아지는 기울기 가 수직에 가까울 정도라고 더 열심히 가르쳐 주시고 계시지요…… 배드민턴을 가르칠 때 무척 오랜 시간이 걸렸었는데 지금 탁구를 가르치는데 금방 배우는 것이 신기할 따름입니다.

이런 귀한 선물을 주신 교수님께 감사와 사랑의 에너지를 보냅니다.

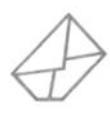 교수님 그동안 평안하셨는지요?

저는 교수님 덕분에 요즘 홀가분한 기분으로 하루하루를 살아가고 있답니다.

자폐미네랄로 한결 좋아졌었는데 성질을 부리는 건 여전해서 자폐+마음위로용 정보미네랄로 바꾸어 마신 지 일주일 되었는데 놀라울 정도로 차분해지고 콧노래로 말을 할 정도로 좋아지고 있습니다.

더 많은 사람들이 미네랄 워터로 행복한 삶을 살아가길 바랍니다. 교수님도 건강하시고 행복하세요~.

이렇게 많은 분들의 피드백에 의해서 자폐미네랄에도 마음위로용 정보를 포함하는 것이 더 좋다는 것을 알게 되어서 지금은 마음위로용 정보를 함께 사용하고 있습니다.

2008년 12월에 자연미네랄을 마시다가 2009년 2월13일부터 자폐정보미네랄을 마셨습니다. 아이가 원래 자주 뛰는 편이었는데 그 물을 마시고부터는 겅중겅중 뛰어다니고 뻗치는 힘을 주체하지 못하는 고삐 풀린 망아지 같았어요. 혼자서 어디를 자꾸 돌아다니고…… 집에 돌아와야 하는 건 알고 있지만 어디가 가고 싶다는 생각이 들면 실컷 다니고 나중에 혼나면 되지 하고 생각하는 건지…… 어릴 땐 놀이터에서 놀고 있으니 쉽게 찾을 수 있었지만 버스를 타고 다니니까 찾는 게 쉽지가 않았습니다. 파출소에 실종신고도 두 번이나 하고 핸드폰도 사줘 봤는데 어디 있느냐고 자꾸 물으니까 핸드폰을 하수구에 버려서 아이가 판단력이 좋아지길 기다리는 수밖에 없었지요. 그래도 미네랄을 안 마실 때보다는 좋아진 점이 많아서 계속 마시다가 아무래도 흥분을 하면 자제를 못하는 것 같아서(물건을 던지는 일) 6월 5일부터는 교수님께서 새롭게 개발하신 정보를 마시게 했습니다. 서서히 다른 변화가 보이더군요.

이번 자폐 미네랄에는 어떤 정보가 들어 있는지 궁금합니다. 그래야 제가 행동의 변화를 살펴볼 수 있으니까요. 그동안 했던 어떤 치료보다 이 물이 가장 효과적이라서 계속 발전하고 더 많은 아이들이 마시고 건강을 회복했으면 하는 바람입니다. 충동조절을 할 수 있는 정보가 추가되면 더 좋겠습니다. 8개월의 변화를 요약해 보겠습니다.

1. 타인의 말을 받아들입니다.

그전에는 자기 말만 했었는데 듣고 대답할 수 있게 됐습니다.

2. 이해력이 늘었습니다.

요즘은 관용어를 배우는데 등을 돌리다, 눈코 뜰 새 없다, 간에 기별도 안 간다 등을 이해하고 예를 만들 줄 압니다.

3. 짧은 문장을 만들 수 있습니다.

아이와 새우 사진을 놓고 '문장을 만들어 봐' 그러면 '아이가 새우를 먹습니다, 아이가 새우를 넣어 짬뽕을 만듭니다, 안경 낀 동생이 새우를 많이 먹어서 배탈이 났습니다' 라고 씁니다.

4. 시간을 배분해서 활용합니다.

일주일에 한 번씩 찾으러 다녔었는데 이제는 혼자서 치료실에 시간 맞춰 가고 빨리 마친 날은 집에 돌아와서 간식을 먹고 나갑니다.

5. 잠을 잘 잡니다.

깊은 잠을 못자고 새벽에 일어나서 컴퓨터로 싸우는 장면을 즐겨 보곤 해서 방을 바꾸었는데 아침까지 푹 자고 휴일엔 낮잠도 잡니다.

6. 표정이 부드러워졌습니다.

얼굴에 화가 가득했었는데 편안하고 부드러운게 안정적으로 보입니다.

7. 농담을 알아듣습니다.

전엔 자기가 못생겼다고 하면 막 화를 내고 짜증을 부리더니 이젠 '아

니에요! 이준기 닮았어요, 구준표 닮았어요.' 하며 웃음으로 대꾸합니다

8. 질문을 하기 시작했습니다.

우리 아이가 질문을 하는 날이 올 거라고는 기대할 수 없는 전형적인 자폐였는데 '희진인 언제 아빠가 돼? 왜 내 차는 없어? 나도 대학교 가고 싶어. 저 애는 왜 울고 있어? 엄마 왜 화났어?' 서서히 세상을 자기 속으로 끌어들이는 느낌을 받습니다.

9. 스킨쉽이 늘었습니다.

자기 몸에 손이 닿는 걸 싫어했는데 이제는 자기가 먼저 손을 잡고 어깨동무를 하고 눈을 보며 말을 합니다.

10. 혼자 놀기를 그만두려 하나 봅니다.

외갓집 가는 걸 그렇게 좋아해도 막상 가면 구석에 혼자서 종이에 한자나 쓰고 그림이나 그리고 놀았는데 이제는 꼭 사람들 틈에 앉아서 이사람 저사람 번갈아 보며 웃고 동생하고 같이 씨름하자고 제안도 하고 뒤엉켜서 땀을 흘리는 게 좋았던지 '내일 또 놀자~'그렇게 말할 때 감동을 받았습니다.

11. 말투가 바뀌었습니다.

책을 읽는 듯한 억양에 부자연스러운 기계음이 아닌데요, 그랬거든요, 맞잖아요, 했걸랑요 등 일상적인 말투를 많이 쓰고 있습니다.

저는 같이 물을 마시면서 20년 생리불순이던 몸이 규칙적으로 변화되

고 해마다 한 번씩은 링거를 맞을 정도로 몸살을 심하게 앓았었는데 미네랄 마시고는 아직 감기 한 번도 안 걸린 걸 보면 우리 가족에게는 이 물이 기적이고 선물입니다.
전에는 다른 아이들하고 너무 많이만 다르지 않기를 바랬는데 이제는 훌훌 털고 일어나서 조금 다른 모습으로 우리들이 하지 못하는 일을 하면서 자기만의 세상을 아름답게 살아갈 수 있겠다 희망을 갖게 됐습니다. 교수님께 다시 한 번 머리 숙여 감사를 드립니다.

희진이가 자폐정보미네랄을 마신지 10개월이 되었습니다. 계속 좋아지고 있었지만 아직도 짜증이나 불쑥 올라오는 화가 남아있었는데, 교수님께서 마침 새로 자폐정보를 개발해 주셔서 가족 모두가 하루하루 행복해지고 있답니다. 저는 손발이 차고 뼈가 시려서 겨울이면 한약을 먹곤 했는데 자폐용UL과 UN스티커를 함께 사용하고 나서부터 손이 따뜻하고 우리 아이손도 따뜻해지는 걸 느낍니다. 컴퓨터를 해도 눈이 피로하지 않구요. 어깨 뭉침도 없어진 것 같군요. 가족 모두 마음이 편안해졌는지 짜증내는 사람이 없어서 신기할 따름입니다.
무엇보다도 우리 아들이 너무 많은 변화를 보이고 있네요. 말수가 늘었구요. 얼굴 표정도 부드러워졌어요. 이대로 간다면 자폐를 벗어날 수도 있겠다 조심스럽게 희망을 가져봅니다.언어치료실에서 가족소개를 해오라고 숙제를 내 주었는데 너무 신나게 적길래 여기에 자랑하려고 합니다.

형 17살: 나는 희진입니다. 희진이는 얼굴도 멋있고 수염도 납니다. 희진이의 키는 177cm이고 몸무게는 60kg입니다. 금곡고등학교에 가서 개별학습실 공부를 합니다. 컴퓨터, 책, 청소를 잘 합니다. 스케이트 농구 배드민턴도 잘하고 드럼도 잘해요. 고등학교에 졸업하면 대학교에 갈 거예요.

희익13살: 우리 동생 이름은 정희익입니다. 초등학교에 가서 공부도 하고 영화관에서 영화도 보고 공부도 잘하고 밥도 잘 먹어요. 희익이 내년에 중학교에 가서 공부를 해요. 커피도 잘 타고 게임도 잘하고 1박2일 보는거 좋아해요. 희익이는 머리가 길어요. …중략…

17살 나이에는 맞지 않는 표현이지만 우리 아이가 이렇게 표현을 하는 날이 올 거라고는 상상도 못했거든요. 자폐 아이들이 교수님의 도움을 받아 더 많이 발전하고 용기를 가지기를 바라는 마음에서 이 글을 올립니다. 좋아진 모습을 다시 올리게 되어서 무척 기쁩니다. 다시 한번 머리 숙여 감사를 드립니다. 새해 복 많이 받으세요~

부록에 자폐정보에 대해서 더 자세히 소개했습니다.

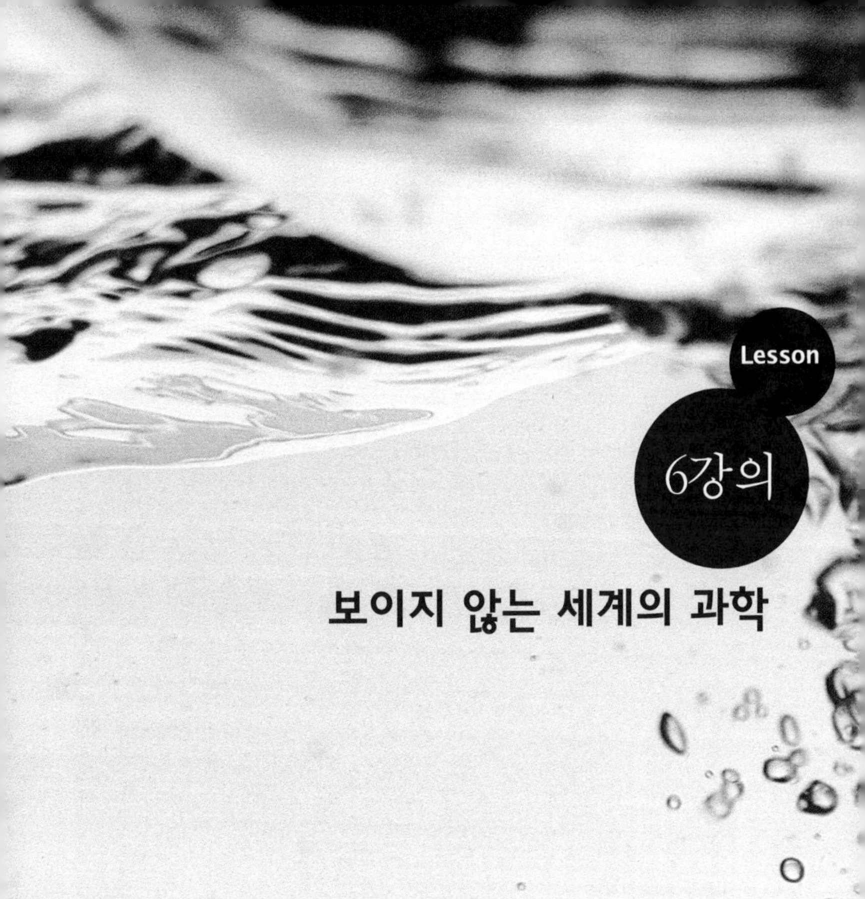

Lesson

6강의

보이지 않는 세계의 과학

다양한 정보미네랄

살펴보았듯이 다양한 정보를 물에 담을 수 있고, 정보미네랄의 형태로 만들 수 있습니다. 다음에 제가 개발한 다양한 정보들을 정리했습니다.

다양한 정보미네랄
갱년기남성
갱년기여성
당뇨
성장호르몬
갑상선호르몬
다이어트
암
백혈병
빈혈
마음위로
두뇌활성
두뇌조화
파킨슨
치매
자폐
기면증
자가면역질환

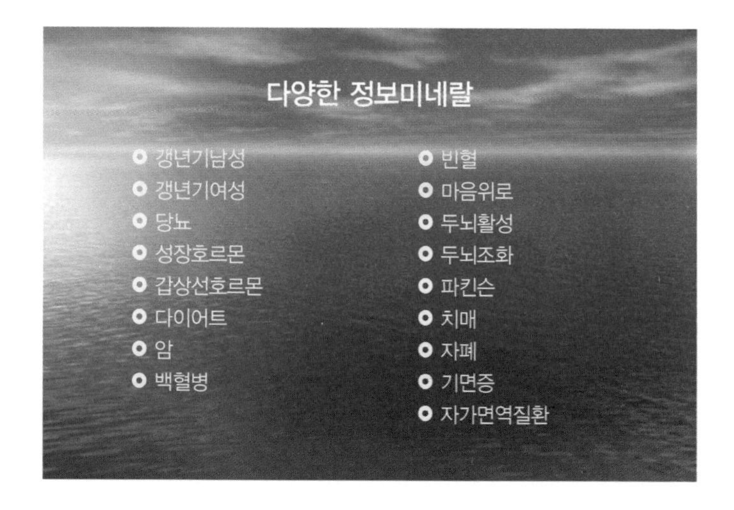

희귀질환을 위하여

이런 정보미네랄을 개발하는 과정을 살펴보겠습니다. 많은 난치병 환자들이 저에게 개발을 의뢰합니다. 난치병의 경우 환자들이 많지는 않겠지요. 하지만 신약개발 과정은 어느 약이나

똑같습니다. 똑같은 예산과 똑같은 개발과정이 필요합니다. 정확하게는 아니지만 신약개발에 적어도 10년 정도의 개발과정과 1000억 원 정도의 개발비용이 필요하다고 합니다. 희귀질환들의 경우 제약회사에서 특별히 관심을 갖기가 어렵지요.

예를 들어서 기면증은 매우 낯선 병이지요. 기면증은 수시로 잠을 자는 병입니다. 길가다도, 운전하다가도 조는 병입니다. 우연하게도 여러 명의 기면증환자들이 동시에 저에게 기면증을 위한 정보미네랄을 만들어 줄 수 있냐고 의뢰했습니다.

먼저 논문들을 살펴보니 기면증에는 하이포크레틴이라는 각성호르몬이 결핍되어 있습니다. 그리고 기면증에는 탈력발작이라는 발작증세가 나타납니다. 하이포크레틴은 미국회사에서 연구용으로 구입할 수 있었습니다. 그리고 탈력발작을 위해서는 또 따른 각성에 필요한 호르몬인 노르에피네프린을 치료에 사용하고 있었습니다.

하이포크레틴과 노르에피네프린 정보를 기면증환자들에게 정보미네랄의 형태로 담아서 전해 주었더니 많은 기면증환자들이 도움이 되었다고 합니다. 지금은 정보를 오랫동안 안정하게 유지시켜 줄 수 있도록 더욱 발전시키고 있습니다.

그런데 그 개발과정을 살펴보겠습니다. 필요한 정보를 검색

하고 논문을 찾는 기간 약 1주일, 물질을 주문해서 미국에서 물질이 배달되는 기간 약 3주, 막상 정보를 만드는 시간은 하루면 충분합니다. 어떻습니까, 신약개발과정에 비해서 아주 쉽지요?

제한이 없는 정보의 세계

정보의 세계는 제한이 없습니다. 몇 가지 예를 들겠습니다. 제가 두뇌에 관련해서 사용하는 정보들을 여기에 정리했습니다.

L-도파. 이것은 파킨슨씨병의 치료제입니다. 뇌에는 두뇌혈류장벽이란 게 있어서 대부분의 물질이 두뇌를 통과하지 못하게 보호를 합니다. 사실 파킨슨씨병에 결핍되어 있는 물질은 도파가 아니라 도파민입니다. 두뇌는 도파민을 필요로 하는데 도파민은 두뇌혈류장벽을 통과하지 못하니까 대신 도파를 주는 것입니다. 도파는 두뇌혈류장벽을 통과합니다. 두뇌 속에서 도파가 도파민으로 변합니다. 이렇게 두뇌질환에서는 간접적인 방법을 사용할 수밖에 없습니다. 그런데 도파의 농도가 높아지면 굉장히 부작용이 많습니다.

하지만 정보의 세계에서는 돌아갈 필요가 없습니다. 바로 도파민의 정보를 물에 담을 수 있습니다. 물은 두뇌혈류장벽을 바로 통과하니까 안전하게 도파민의 정보를 뇌에 전달할 수 있습니다. 세로토닌의 농도가 낮아지면 우울증이 됩니다. 항암제보다 더 큰 제약시장이 우울증 시장이라고 하지요. 특히 현대에는 우울증 환자들이 많이 있습니다. 프로작이라는 우울증 약이 현재 제일 많이 팔리는 약입니다. 세로토닌은 시간이 지나면 신경세포에 다시 흡수되는데 프로작은 그 흡수를 억제해 줍니다.

우울증 치료에 세로토닌을 사용하지 않고 프로작을 사용하는 이유는 세로토닌이 두뇌혈류장벽을 통과하지 못해요. 그래서 어쩔 수 없이 두뇌를 통과할 수 있는 프로작과 같은 약을 통해서 세로토닌이 흡수되는 것을 억제하는 간접적인 방법들을 쓸

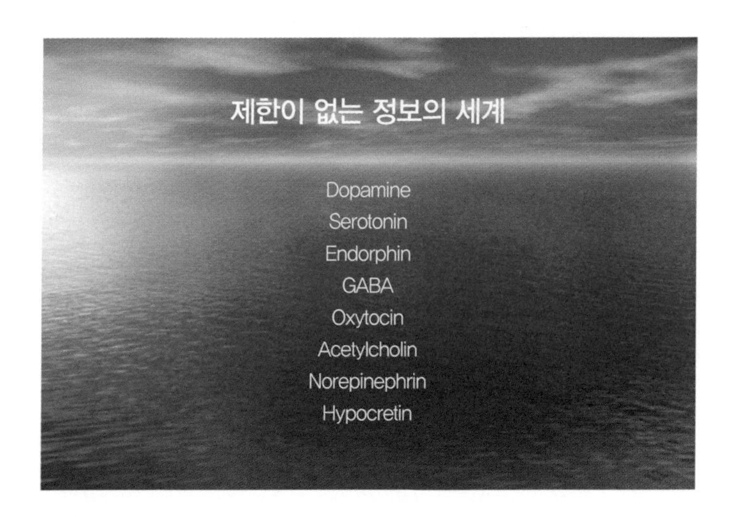

수밖에 없는 것입니다.

그런데 정보의 세계에서는 세로토닌을 바로 쓸 수 있습니다. 세로토닌 정보를 물에다 담으면 되니까요. 세로토닌정보를 담은 물은 두뇌혈류장벽을 마음대로 통과해요. 그래서 약보다 비교할 수 없이 안전하게 마음에 영향을 줄 수 있는 것입니다.

그 외에도 다양한 두뇌에 영향을 주는 정보들을 활용합니다. 두뇌세포를 활성화시키는 BDNF(Brain Derived Neurotropic Factor), 엔돌핀, 도파민, 가바, 옥시토신, 아세틸콜린, 노르에피네프린… 모두 두뇌에 영향을 주는 우리 몸속에 있는 물질들입니다. 하지만 이러한 물질들이 두뇌를 쉽게 통과하지 못하지요. 하지만 물에 정보를 담으면 돌아가지 않고 물질들의 정보를 직접 사용할 수 있습니다. 이러한 물질들의 정보를 담은 물은 쉽게 두뇌혈류장벽을 통과해서 우울증, 불면증, 공황장애, 불안, 스트레스, ADHD, 치매, 알츠하이머, 파킨슨, 자폐, 기면증 등 다양한 두뇌질환에 효과를 발휘합니다.

휴대폰이 인체에 이롭게 변하다

정보에는 제한이 없습니다. 예를 들어서 음식을 줄 때 어떻게 하지요? 그릇에 담아서 주지요. 정보도 마찬가지입니다. 반드시

그릇이 필요합니다. 그 그릇이 물일 수도 있고, 자연미네랄과 같은 세라믹 볼의 형태일 수도 있고, 전기일 수도 있고, 공간 그 자체일 수도 있습니다.

다음은 제가 최근 개발한 전기를 정화하고 정보를 입력할 수 있는 장치(癒L: 치유전기, Healing Electricity를 의미함)를 사용해서 전기에 정보를 담고 그 전기로 휴대폰의 배터리를 충전했을 때, 휴대폰에 어떤 변화가 일어나는가를 보여줍니다.

이 휴대폰에는 어떤 물질도 부착하지 않았습니다. 단지 인체친화적으로 변한 전기를 사용했을 뿐입니다. 휴대폰을 가지고

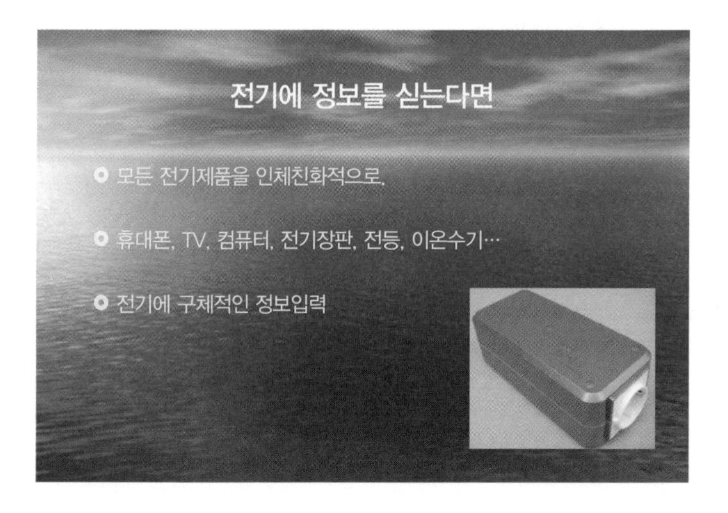

생체정보를 측정했습니다. 생체정보수치는 높으면 높을수록 사람에게 좋습니다.

어떤 분이 평소에 면역기능 18이라는 수치를 보입니다. 그런데 휴대폰을 받을 때 측정하면 생체정보수치가 이렇게 많이 떨어집니다. 정말 휴대폰이 문제가 많지요? 그런데 제 휴대폰을 받으면서 정보를 측정해 보았습니다. 놀랍게도 오히려 생체정보가 오히려 평소보다 더 상승해서 22라는 수치를 보여 주었습니다. 이것은 휴대폰을 사용하면 할수록 몸이 건강해질 수 있다는 것을 의미합니다.

정보는 휴대폰뿐 아니라 모든 전기제품에 담길 수 있습니다. 모든 컴퓨터, TV, 전기장판, 이온수기, 전등을 비롯한 어느 전기제품도 좋은 정보를 담으면 인체에 이롭게 변할 수 있는 것입니다.

다음은 고주파 고전압을 이용해서 생체에너지장을 측정하는 키를리안 사진기(GDB:Gas Dischargeable Visualization)로 휴대폰으로 전화받는 사람의 생체에너지장을 측정한 결과입니다. 사진에서 보듯이 일반 휴대폰으로 전화를 받을 때는 생체에너지장이 많이 끊기나, 전기를 정화한 휴대폰의 경우는 생체전기장이 끊기지 않는 것을 알 수 있습니다.

휴대폰에 담기는 정보

	평소	일반휴대폰	나의휴대폰
면역기능	18	-17	22
뇌	18	-10	19
시상하부	19	8	19
뇌하수체	19	8	19
호르몬균형	19	8	19
암	18	10	19

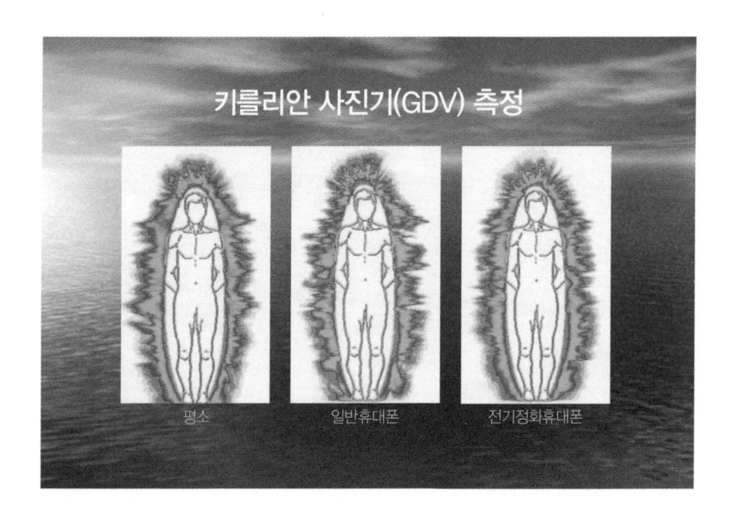

전자파가 해롭다고?

물도 중요하지만 전기도 중요하지요. 현대의 생활에서 전기로부터 자유로운 사람은 아무도 없습니다. 사람들은 전자파가 나쁘다고 합니다. 그런데 "전자파가 왜 나쁘지?" 하고 물어 봤을 때 대답할 수 있는 사람이 하나도 없어요. 전자파니까 당연히 나쁘다고 생각합니다.

그런데 전자파는 휴대폰의 생체정보를 통해서 살펴보았지만 인체에 도움이 되게 변할 수도 있습니다. 전자파가 나쁜 이유는 바로 전기에 나쁜 정보가 담겨 있기 때문입니다. 현재 전기를 만드는 방법에 문제가 있기 때문에 전기에는 나쁜 정보가 담겨 있고, 전자파도 인체에 해로운 것입니다. 하지만 살펴보았듯이 전자파도 인체 친화적으로 바꿀 수 있습니다.

다시 휴대폰의 예를 들어보겠습니다. 휴대폰 배터리의 생체정보를 측정해 보면 전기가 많이 충전되어 있을 때는 아주 나쁜데 전기가 다 빠지면 괜찮아집니다. 휴대폰 배터리에 전기가 많이 충전되어 있을수록 휴대폰이 나빠지는 것입니다. 이것은 전기에 원래 나쁜 정보가 담겨 있다는 것을 입증해 준다고 하겠습니다.

하지만 나쁜 전기도 얼마든지 좋은 전기로 만들 수 있습니다.

바로 좋은 정보를 담으면 됩니다. 전자파 자체가 나쁜 것이 아니라 전기에 나쁜 정보가 담겨 있기 때문입니다. 전기에 좋은 정보를 담으면 전자파도 인체에 도움이 됩니다.

좋은 전기는 사용하면 할수록 인체를 건강하게 해 줍니다. 예를 들어서 몸이 안 좋을 때 전기담요를 뒤집어 쓰거나 컴퓨터를 열심히 하거나 앞에서 살펴보았듯이 휴대폰을 많이 받으면 몸이 좋아질 수 있습니다.

좋은 전기의 위력을 체험한 분들

전기정화기를 사용하신 분들의 체험담입니다.

교수님, 전기정화기 오늘 받아서 사용해 봤는데, 결론부터 말씀드리면 확실히 효과 있습니다. 몇 달 동안이나 목이 빠져라 기다린 보람이 있습니다. 제가 직업상 컴퓨터에서 장시간 일을 하는데, 일을 하고 나면 뒷목과 어깨가 심하게 아프고 눈이 빨갛게 충혈되곤 했습니다. 집에서 일하기 때문에 남이 보면 왜 저러나 싶겠지만, 교수님께서 추천해 주신 공간에너지 이불을 몸에 두르고, 공간에너지 베개커버를 머리에 뒤집어쓰고 작업을 해 왔고, 덕분에 효과를 많이 봤습니다. 그렇기는 하지만 컴퓨터에서 몸에 나쁜 전자파가 나오는 한 근본적이 해결이

되지 않기 때문에 전기정화기에 목을 매고 있었지요. 오늘 일부러 공간 에너지 이불과 베게커버를 사용하지 않고 작업했는데, 목과 어깨의 통증도 전혀 없고 눈도 충혈되지 않았습니다. 오늘 밤 전기장판 약하게 틀고 자 볼 생각입니다. 자는 동안 몸에 좋은 기운이 나올 테니 피로회복이 잘 되겠지요. 기쁜 마음에 빨리 감사도 드리고 싶고, 다른 회원분들께도 정보도 제공하고 싶어 1차적으로 후기 올립니다.

교수님, 말씀드린 대로 옥매트에 전기정화기 달아서 사용해 봤는데 효과만점입니다. 요즘 몸이 무겁고 찌푸둥했는데, 평소보다 일찍 일어나고, 몸도 상쾌하고 머리가 아주 맑았습니다. 전기정화기 달기 전에는 괜히 덥기만 했지 몸은 계속 안 좋았거든요. 효과 기대 이상입니다. 그런데 교수님께서 제시하신 데이터는 전기정화기의 효과를 제대로 보여주지 못하는 것 같습니다. 교수님께서는 휴대폰을 이용하셨는데, 저처럼 컴퓨터나 옥매트처럼 전자파가 훨씬 더 많이 나오는 기기를 장시간 사용할수록 효과가 훨씬 더 좋아지니까요. 그리고 전기정화기 사용하는 경우 단점(?)이 하나 있더군요. 원래 컴퓨터 앞에서 작업하면 입이 바짝바짝 말라서 어쩔 수 없이 물을 자주 마실 수밖에 없었는데, 지금은 계속 침이 고여서 미네랄 물을 덜 마시게 되네요. 그만큼 기혈순환이 잘 되고 있다는 얘긴데, 배부른 투정 한 번 해 봤습니다.

요즘은 많이 안하지만 예전엔 컴퓨터를 많이 해서 안구건조증이 있습니다. 그래서 컴퓨터를 한 4시간 정도만 하면 눈이 대게 뻑뻑하고 한숨 자야 좀 풀리는데 그래서 평소에 1~2시간만 하고 끄는데요. 오늘은 시험 삼아 5시간을 해 봤거든요. 눈에 뻑뻑한 느낌도 없고 충혈도 별로 안 되고 정말 효능이 굉장하다는 생각이 들었습니다. 사람들의 건강을 위한 이런 제품들을 만드는 교수님께 정말 감사의 말씀드립니다.

유엘은 딸아이가 원룸이라 공간이 좁아 전자파가 너무 걱정이었는데 컴퓨터에 연결해서 사용하니 정말 피곤이 덜하고 머리가 안 아프다고 합니다. 선생님의 수고스럽고 저희들을 위한 마음에 너무 감사드리고 절하고 싶습니다. 감사하고 건강하십시요.

사무실에서 오전 9시부터 오후 6시까지 컴퓨터 앞에서 하루 종일 앉아 있는 저는 퇴근하기 두어 시간 전부터 목소리와 눈이 가라앉는 느낌이 듭니다. 하지만 설치한 첫날, 퇴근할 때까지 오히려 점점 더 쌩쌩해졌습니다. 그때는 UL때문이라고 생각을 못했어요. 하지만 며칠간 계속된 저의 컨디션에 왜 그러지 했다가 다른 분들의 후기를 보고 UL 때문이라는 것을 확신하게 되었습니다.

다음 글을 통해서 UL이 단순히 수동적으로 전자파를 방어할 뿐 아니라 사람을 건강하게 해 주기도 한다는 것을 알게 되었습니다.

제가 원래 어렸을 때부터 잘 체하고 위장이 좀 약한 편으로 만성 역류성 식도염으로 좀 고생을 하고 있습니다. 그런데 처음 UL을 사용한 지 이틀째부터 점심 식사 후 속이 더부룩한 느낌이 별로 없더니, 배가 고픈지 잘 모르는 편인데, 오후 4시부터는 왠지 배가 고파져서 중간에 살짝 나가서 빵을 사먹었습니다. 그리고 집에서 가서도 저녁을 잘 먹었습니다.

그 다음날도 오후 5시경 쯤 되니 또 배가 고파졌습니다.

참.. 제가 일주일에 한 번씩 강의를 하는데 목소리도 마이크 없이 우렁차게 했고, 하고 나서도 기운이 덜 딸렸어요. UL의 덕분으로 순환이 잘 되어서 그렇다고 생각합니다. 교수님께 진심으로 감사드리며, 오늘도 컴퓨터 앞에서 좋은 기운을 받으며 하루를 시작합니다. ^^

좋은 전기를 컴퓨터를 통해서 접촉하기만 해도 사람이 건강해질 수 있습니다. 보이지 않는 정보의 위력을 실감합니다.

효율이 높은 좋은 전기

어떤 분이 다음과 같은 메일을 보내왔습니다.

교수님 안녕하세요. 전기정화기, 유엘을 사용하고 있습니다. 기감이 둔해서 아직 잘 모르겠지만 느낌은 좋습니다.
다름이 아니라 제가 은 용액(실버콜로이드) 제조기를 사용하고 있습니다. 유엘 사용 전, 은 용액 제조 시간이 50분 정도 걸리던 것이 유엘 사용 후 35분 정도로 단축되어 10분~15분으로 단축되네요. 이러한 현상을 어떻게 해석해야 할지 교수님에 의견을 듣고 싶습니다. 좋은 하루되세요.

실제로 많은 분들이 유엘을 사용하고 휴대폰을 오래 사용해도 열이 나지 않는다고 알려 왔습니다. 유엘이 단지 인체를 건강하게 하는 전기를 만들 뿐 아니라, 효율이 뛰어난 전기를 만들어 주는 것 같습니다.

전기에 원하는 정보를 담아서……

이제 더 황당한 얘기를 하겠습니다. 전기를 단지 인체친화적인 방법으로 정화할 뿐 아니라 물에 정보를 담듯이 아주 구체적인 정보를 담을 수도 있습니다. 혈당을 낮추는 정보를 담을 수도 있고, 마음을 위로하는 정보, 암에 도움이 되는 정보, 자폐를 위한 정보, 파킨슨씨병, 기면증을 위한 정보도 전기에 담을 수 있습니다.

혈당을 낮추는 정보를 담으면 당뇨환자가 몸이 안 좋을 때, 혈당이 높을 때 전기담요를 뒤집어쓰거나 휴대폰을 열심히 받거나 컴퓨터를 열심히 하면 혈당이 조절됩니다. 우울한 사람이 컴퓨터를 열심히 보면 마음이 편해지고 명랑해질 수 있는 것입니다. 자연미네랄에 정보를 담아서 정보미네랄을 만드는 것과 같은 원리지요. 이러한 것이 바로 보이지 않는 세계의 과학이고 미래의 테크놀로지인 것입니다. 이러한 테크놀로지는 먼 훗날 이야기가 아니고 이미 우리 주위에서 기다리고 있습니다. 우리가 눈을 뜨고 보고자 하면 바로 보입니다.

수맥과 공간에너지

정보는 공간에도 담길 수 있습니다. 공간에도 해로운 정보가 담길 수 있고 이로운 정보가 담길 수도 있습니다.

수맥은 해로운 공간의 대표적인 예입니다. 일반적인 정의로서의 수맥은 지하에 흐르는 물의 흐름을 말하지만, 지하수의 흐름뿐 아니라 지질학적 균열이나 단층, 그리고 지국의 자기적 에너지 등을 포함하는 땅에서 나오는 에너지를 총괄하는 이름이라고 할 수 있습니다.

일반적으로 수맥은 몸에 해롭다고 알려져 있지요. 몇 년 전 영남대에서 행한 동물실험과 135명을 대상으로 행한 임상실험에서도 침실 수맥에 의해서 두통, 편두통, 정신집중 저하와 목이 뻐근한 증상 등이 나타나는 것으로 드러났습니다.

수맥이 일반인들에게는 관심의 대상이 되고, 또 임상실험으로도 그 유해성이 입증되고 있지만 학계에서는 관심을 보이지 않습니다. 그 이유는 수맥의 에너지가 현대과학으로 측정되지 않을 정도로 미세한 에너지이기 때문입니다. 에너지보다는 여태까지 얘기했던 물에 담기는, 전기에 담기는 정보에 더 가까운 개념입니다. 그래서 수맥은 사람의 인체를 이용하는 L-로드나 추를 이용해서 탐지할 수밖에 없습니다. 저도 실제로 현대과학의 측정한계를 넘어서는 미세한 에너지, 바로 정보의 세계를 탐구하기 위해서 뛰어난 기공사나 초능력자들에게 많은 부분을 의존하고 있음을 고백합니다.

수맥의 영향은 일반적으로 동판을 깔거나, 알루미늄 포일을 5겹 이상 깔거나, 편광면을 겹치는 방법(예를 들어서 가정에서 사용하는 투명 랩) 등에 의해서 차단이 가능하다고 알려져 있습니다. 이러한 수동적으로 수맥을 차단하는 차원을 넘어서 인체에 이로운 정보를 공간에 발생시킴으로써 나쁜 공간의 영향으로 벗어날 뿐 아니라 내 몸에 이로운 에너지를, 나아가서 나에게 도움이 되는 특정 정보를 공간에 담는 것도 가능합니다.

물도 전기도 공간도 마찬가지입니다. 물과 전기와 공간이라는 매체를 수동적인 방어의 차원을 넘어서 능동적으로 내 몸에 도움이 되는 공간으로 만들 수도 있습니다.

공간에너지 (癒N) 상세분석

최근 제가 개발한 2차원 공간에너지(癒N, Healing Energy, 치유에너지를 의미함) 스티커를 이용해서 공간에 정보를 담았을 때 나타나는 현상을 수맥전문가가 사용해보고 분석해 주신 후 보내주신 글을 소개합니다. 매우 주관적인 견해이지만 달리 보이지 않는 세계를 객관적으로 측정할 방법이 없기 때문입니다.

교수님 안녕하세요. 교수님께서 보내 주신 공간에너지 발생장치 유엔으로 몇 가지 시험해 보았습니다.

1. 유해파 위에서 UN의 氣의 존속성 문제

보통 氣제품으로 나와 있는 것에 스티커도 있고 광물질, 2차원형상의 히란야, 동판, 은제품, 육각형 형태, 氣가 봉입되었다는 목걸이, 허리띠 등이 있습니다. 이런 제품들은 유해파 위에 일정 시간(아무리 기봉입이 강하다해도 2~3일)이 지나면 반드시 氣가 소실됩니다. 그러나 UN은 유해파(수맥파, 하트만파, 커리맥파 등)위에서도 氣가 시간이 지나도 소실되지 않고 그대로 존속했습니다.

2. 유해파 위의 UN과 비유해파 위의 UN

강한 수맥파 위에서나 비유해파 위에서나 스티커 2개를 올려 놓았을 때 반경 6~7M까지는 UN의 파워가 유지되나 6M을 벗어나면서 파워가 약해집니다. 사실 1장 정도면 방의 유해파는 완전 차단됩니다. 추가하는 것은 신체 에너지 강화에 도움을 주는 것 같습니다. 이 정도의 파워와 지속성을 가지는 수맥차단 氣제품은 국내에는 제가 아는 한 없는 것 같습니다.

3. 전자제품에서 시험

냉장고나 TV에 하나 붙이면 자기 몸의 기운보다 좋을 정도로 유해파를 중화시키는 것 같습니다. 전기제품과 접촉하는 신체부위는 어쩔 수 없지만 전기제품으로부터 1~2cm 만 떨어져도 UN의 기운이 유지됩니다. TV도 2장 붙이고 10cm 정도, 냉장고는 2장 붙이고 40cm 정도 벗어나면 해는 없는 것 같습니다.

4. 시멘트벽과 UN

밑층에 UN을 붙이고 바로 위층에서 해 보면 위층에는 영향을 주지 못한 것 같습니다. 시멘트벽도 마찬가지인 것 같습니다. 그러나 유리문이나 나무문에는 UN이 그대로 통과하는 것 같습니다.

5. 지갑과 UN소지

지갑이나 가방에 작은 UN을 소지해도 그 에너지는 그대로 방출되는 것 같습니다. 아이들 가방이나 핸드백 등에도 좀 더 많이 가지고 다니면 유용할 것 같습니다.

6. UN을 붙이는 위치와 양

적응이 되면 4장 이상 붙여도 무방하지만 예민하신 분은 1장부터 붙이기로 시작해야 할 것 같습니다. 그러나 거실 등에는 좀 더 붙이면 신체기운 강화에 도움이 될 것 같습니다. 붙이는 위치는 천장보다는 가슴위치 정도 벽에 붙이는 것, 사무실은 책상 밑이 에너지 강화에 더 좋은 것 같습니다.

7. 작은 UN을 지갑에 소지한 후 신체감응

신체 에너지가 매우 높아지고 작위적인 수행 등을 하지 않아도 머리나, 아랫배, 허리 등에 따뜻한 기운이 계속됩니다. 제가 氣에 민감하지만 민감하지 않은 분에게도 계속 소지하면 작용을 할 것입니다. 禪수행하시는 스님들, 호흡 등의 수련하시는 분, 기도하시는 분들께 유익할 것입니다. 소지할 때는 목걸이 위치나 가슴 주머니보다는 아래 주머니나 지갑에 소지하는 것이 上氣(기가 위로 상승하는 것)를 막을 것 같습니다.
8. 송전탑 주변(송전탑 강도에 따라 많게는 수백 미터, 작게는 수미터까지)이나 기지국 근처에 사시는 분이나 사무실(대략 많게는 기지국으로부터 9개 층 작게는 3개 층까지)은 좀 더 많이 부착해야 할 것 같습니다. 그 주변은 매우 에너지가 많이 약해져 있습니다.
소결입니다— 수맥차단하시기 위해 노력하고 계신 수맥연구가, 그리고 유해파 차단을 위해 많은 돈과 비용을 투입하신 분들께! 도그마를 버리시고 직접 마음을 비우고 오링테스트, L-로드 (둘 다 상념이 측정결과를 상당히 좌우하는 문제점 있음)로 측정해 보시면 경탄할 것입니다. 제가 허위로 여러분을 기망할 목적을 가졌다면 무간지옥에 떨어질 것입니다. 교수님의 과학적 연구가 여기까지 진행되면서 많은 분들이 수혜자가 되고 있어 교수님의 선구적인 연구에 경의를 표합니다. 교수님의 노력으로 氣과학이 한국에서 중흥할 것이라는 큰 희망을 품어봅니다.

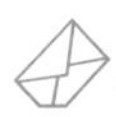 癒N의 명현반응

유엔의 명현 반응에 대해서 이야기가 많은 것 같아서 저도 적어봅니다. 저는 약간 에너지에 민감한 편인데, 첫날 받자마자 거실 안방 부엌에 4

군데씩 다붙였습니다. 그러고 나서 얼굴이 화딱 거리고, 두통도 지끈지끈, 잠도 설치고, 하루 버틴게 아까운 마음에 몇일 버텼는데…… 안되겠기에 2개씩으로 양을 줄이고, 한 일주일 정도 지나니 스티커에 적응이 된 것 같아요. 그래서 지금은 3개씩으로 해 놨습니다. 한 몇 주 지나서 하나씩 더 늘려 보려구요.

제가 사용해 본 바로는 민감하신 분들은 유엔의 양을 확실히 줄이셔서 사용해 보셔야 할 것 같습니다. 그리고 서서히 늘려가면 좋을 것 같습니다. 유엔 에너지 스티커의 효과를 뭐라 말로 표현하기는 좀 힘들지만, 집안의 느낌이 안정되고, 특히 컴퓨터 앞에서 느끼는 목저림이나, 두통 등은 확실히 없어집니다. 마음도 편안해지는 것 같고, 개인적으로는 아주~ 좋습니다. 저는 약간 민감한 편이라서 아직 완전히 편안한 상태는 아니지만, 점점 좋아지고 있는 게 느껴집니다.

교수님께서 에너지의 양을 줄이는 것을 고려하신다고 하셨는데…… 흑흑…… 알아서 줄여서 사용하겠어요. 줄이지 말아주세요.

언제 시간 내서 부모님 댁에 몇 군데 몰래 붙여 놓고 와야겠어요. (설명해 드리자면, 말이 너무 길어질 것 같아용…… 흑)

책에 담기는 정보

책에도 정보를 담을 수 있습니다. 벵베니스트 박사의 디지털

바이올로지 얘기했었지요? 사실 모든 정보는 디지털 형태로 변형할 수 있습니다. 그렇게 해서 책에 담기는 모든 문자에 정보를 담을 수 있습니다.

다음은 제가 몇 년 전에 쓴 《생명의 물, 우리 몸을 살린다》의 생체정보를 측정한 결과입니다. 이 데이터는 제가 측정한 것이 아니라 생체정보 분석장비를 보유하고 있는 병원에 의뢰해서 측정했습니다.

그런데 그 병원의 원장님이 오링테스트를 많이 사용합니다. 원장님께 제 책의 생체정보를 측정해주기를 부탁했더니, 그리

생명의 물, 우리 몸을 살린다

	면역기능	스트레스	뇌하수체	시상하부	호르몬균형
생명의물	19	17	19	19	19
일반책	4	–10	x	x	x
기도문	6	–10	x	x	x

고 제 책으로 오링테스트를 해 보았더니 오링이 아주 강해졌습니다. 원장님도 기도문을 적은 책을 저에게 보여 주고 이 책도 오링이 강해진다고 했습니다. 어쨌든 생체정보 측정을 부탁했습니다. 이제 생체정보수치를 살펴볼까요?

면역정보를 예로 들어보겠습니다. 일반 책 4, 원장님께서 말씀하신 기도문의 경우 6으로 약간 높게 나왔습니다. 제 책의 경우 19가 나왔습니다. 원장님 말씀이 무슨 책이 이렇게 생체정보수치가 높은지 이해할 수 없다고 합니다. 거의 산삼과 버금갈 정도로 높은 수준이라고 합니다. 정보는 이렇게 다양하게 표현될 수 있습니다.

책의 에너지 체험

이번에는 제가 쓴 책, 《생명의 물, 기적의 물》과 《생명의 물, 우리 몸을 살린다》에 담겨 있는 에너지를 실제로 사용해 보신 전문가의 메일을 소개합니다.

안녕하세요. 지난 주말 교수님 책을 두 권 구입해서 우선 에너지부터 체크하고 경험해 보았습니다. 그런데 그 에너지가 제가 아직까지 경험해 보지 못한 특이함이 있네요. 우선 유해파 위에서도 책이 가진

에너지가 소실되지 않고 그대로입니다. 그리고 책이 있는 방에서 유해파 감지가 전혀 안 되는 것입니다.

교수님께서는 어떻게 생각하시는지 모르겠습니다만 특히 수맥방지를 위해서 지금까지 노력하고 계시는 분들이나 수맥차단제품을 고대해 온 분들에게는 정말 경이적인 일입니다. 교수님께 드릴 나머지 떠오르는 경탄의 말씀들이 많으나 과공은 비례라는 말을 새기며 줄입니다. 감사합니다.

실제로 책을 가까이 하면 흐트러진 몸의 정보가 수정될 수 있습니다. 책을 머리에 베고 자면 머리가 맑아지고 배에 대면 단전이 따뜻해집니다. 이 책, 《물 파랑새》도 역시 동일한 에너지와 파워를 지니고 있습니다. 저는 농담으로 많은 분들께 이 책들을 읽지 말고 도배하는 용도 혹은 포장하는 용도로 사용하라고도 합니다. 물론 읽는 용도로 사용하셔도 됩니다.

정보 파랑새

살펴보았듯이 정보를 이용하면 우리의 환경을 바꾸어주는 것만으로도 사람을 건강하게 해 줄 수 있습니다.

공간을 수맥 등 유해파로부터 차단할 뿐 아니라, 인체를 건강하게 하는 정보로 바꾸고, 전자파를 인체에 도움이 되도록 바꾸는 것만으로도 큰 변화가 일어납니다.

더 나아가서 원하는 정보를 공간과 전기에 담을 수 있습니다. 예를 들어서, 당뇨환자를 위한 방, 당뇨환자를 위한 전기를 사용하면 특정 질병을 치유할 수 있는 공간을 간단하게 만들 수 있습니다.

그 외에도 스트레스를 많이 받는 분을 위한 공간, 수험생을 위한 공간, 암환자를 위한 치유공간, 자폐아를 위한 치유공간… 어떤 치유공간도 쉽게 만들 수 있습니다.

이렇게 마시는 물뿐 아니라, 우리의 환경을 좋게 바꾸는 것만으로도 건강과 치유에 도움이 될 수 있다면 그것보다 더 쉽고 좋은 일은 없을 것입니다. 바로 '물 파랑새'를 넘어서는 '정보 파랑새'이지요.

공간에너지 체험기

안녕하세요~~ ^^ 공간정화 스티커의 효과가 신기하고 좋아서, 다른 분들 도움될 것 같아서 글 올립니다. 처음에 사실 반신반의 하는 마음으로 신청했습니다. 이런 스티커가 무슨 큰 효과가 있겠어…?? 그래도 혹시 모르니 한번 써 보기나 하자… 일단 받았을 땐 솔직히 화려(?)한 외향이 아니라 살짝 실망했더랍니다.

제 환경이 어떠냐 하면, 전 초음파 보는 일을 하는데, 작은 사무실에 제 앞으로는 큰 초음파 기계 하나, 양쪽으로 컴퓨터 본체가 둘, 모니터가 앞뒤로 합쳐서 네 대가 동시에 돌아가는 방입니다…

기계들에 둘러싸여서 하루 8시간 꼬박 사무실에 있으니 전자파가 얼마나 많이 나올지 알만하지요 —; 항상 어깨가 뻐근하고, 뒷목도 아프고, 눈도 많이 시리고……ㅠㅠ (참고로 전 30대)

그런데 스티커를 일단 두 군데 붙이고 하나를 가운주머니에 넣고 일을 했는데… 몇 시간 일을 해도 어깨가 안 뭉치고 안 아프길래…… '이상하다? 내 기분에 괜히 그런 건가…….' 싶어서 옆 동료에게 스티커 주면서(똑같은 환경에서 근무합니다), "이거 가운에 넣고 일해 봐…… 몇 명 검사하고 나한테 어떤지 얘기 좀 해 줘~" 하고, 몇 시간 후에 갔더니 그 친구가 이게 뭐냐고… 아까 어깨가 너무 뻐근하고 아팠는데 신기하게 어깨가 안 뭉치고, 안 아프다고 하더라구요~~~

에이~ 거짓말…… 정말이야?? 하고 되물었더니, 진짜! 라고. 진짜 어깨가 너무 묵직했었는데, 지금은 다 풀린 거 같다고 하더라구요 ^^

저도 친구도 느꼈지만, 이런 느낌을 뭐라고 얘기해야 될지…… 경직되어있던 몸이 정상적으로 돌아왔다고 해야 되나요?

아무튼, 일 끝나는 오후면 어깨가 많이 뻐근하니까 항상 습관처럼 어깨를 두드리면서 서로 얘기하는 게 일상이었는데, 스티커 사용 이후로는 그 친구도 나도 한 번도 어깨 두드리면서 얘기한 적이 없어요.

지금 생각해도 참 신기하고…… 왜 그럴까? 궁금도 하지만…… 암튼 확실히~ 효과 있습니다.

뭐 몸이 완전 건강해졌다, 힘이 넘친다, 이렇게 말할 순 없지만 저와 제 동료의 경우 어깨뭉침이나, 목의 경직, 눈의 피로가 많이 줄었습니다.

그에 비례해 일할 때 기분도 좋아졌구요. 아무래도 몸이 편하니……ㅋ

이런 글쓰기가 조금 조심스럽긴 합니다만~ 저와 친구의 경우는 확실히 효과를 보았기에 용기내어 올립니다. 교수님께 감사 드려요 *^^*"

정보UN 사용 후기

한의원 원장님께 정보유엔을 보내드렸는데, 환자 분들께 사용해 보시고 다음과 같은 글을 보내 주셨습니다.

한의사로서 제 전문이 침술이다 보니 침술에서 생성되는 치유에너지와 교수님의 치유에너지를 비교해 볼 수 있는 특권 아닌 특권이 있었습니다. 몸이 피곤하거나 두통이 있거나 감기기운이 있거나 격한 근무로 인해 생긴 근육통이 있거나 해서 제 스스로 침을 놓아 보면 대부분의 경우 침시술 후 즉시 몸이 편안해지고 이완되며 몸이 치유되는 것을 느낄 수가 있습니다.

반면 제가 교수님의 정보UN과 정보UM을 계속 접촉하고 마시면서 느끼는 점은 교수님의 에너지는 인체 외부에서 마치 세이프가드처럼 인체를 보호해 주고 저의 정신에너지가 흔들리지 않도록 중심을 잡아주는 느낌이 옵니다. 지난 번 교수님께 말씀드린 대로 마치 고성능 스포츠카의 운전석 의자에 앉아 있는 느낌이라고나 할까요. 여하튼 비교하자면 그렇습니다. 다음은 환우 분들에게 정보UN을 직접 시험해 본 결과입니다.

1. 우○○ 65세 여성

증상 : 손을 많이 쓰고부터 늘 손가락이 뻣뻣하고 아픔.

시술 : 정보BM (뼈 · 연골 · 치아정보)

결과 : 접촉 후 1분 내로 즉시 손가락 통증이 완화됨. 환우 분 스스로 참 이상하다고 하심.

2. 이○○ 53세 여성

증상 : 추석 때 독감 걸린 후 독감은 나았으나 그 후 두통, 불면증, 소화불량, 무기력함.

시술 : 자폐용 정보AU

결과 : 접촉 후 2분 후부터 머리가 맑아지고 4분 후부터 소화기능이 개선되며 5분 후부터 전반적인 몸 상태가 많이 편해지며 생기가 난다고 함.

3. 정○○ 35세 여성

증상 : 급성 우측 완관절 건초염

시술 : 먼저 정보BM

결과 : 움직여 보라고 하니 2분 후부터 약간 나아짐.

다음에 자폐용 정보AU(최근에 스트레스 많이 받았다 해서, 스트레스로 인해 가중된 통증 해결 목적)

결과 : 약 3분 후부터 통증 50% 감소. 약 5분 후부터 통증 70% 감소.

4. 박○○ 46세 남성

증상 : 말더듬는 언어장애

시술 : (전번에 보고 드린 분으로 마음정보에 별 반응 없으셨던 분.)

이번에는 정보MP(남성갱년기용 정보)

결과 : 접촉 1분 후부터 눈을 감은 상태에서 눈에서 붉은색이 보이신다 고 하고 눈을 떠도 연한 분홍색의 색감이 보이신다고 함.(참고로 이분은 예전에 기공수련 경험이 있으신 분으로 예전에 기공 수련 시에 기감을 잘 느끼셨다고 합니다.)

5. 이○○ 41세 여성

증상 : 1주일 전부터 신경 쓰고 나서부터 좌측 편두통. 양약 효과 없음.

시술 : 자폐용 정보AU

결과 : 접촉 2분 후부터 머리가 맑아지기 시작함. 접촉 5분 후부터는 거의 개선됨.

6. 김○○ 51세 여성

증상 : 무기력, 피곤

시술 : 먼저 정보BM

결과 : 접촉 1분 후 별 반응 없음.

다음에 마음정보S 사용.

결과 : 기분이 좋아지고 편안해짐.

(참고로 이분의 자제분이 자폐 및 정신지체입니다.)

7. 김○○ 27세 여성

증상 : 좌측 어깨관절충돌증후군으로 움직일 때 통증이 오고 ROM (Range of Motion, 어깨를 돌릴 수 있는 영역)에 제한이 있음.

시술: 정보BM

결과: 접촉 2분 후부터 ROM 개선되고 통증 줄어듦.

8. 황○○ 58세 여성

증상 : 1달 전 손목골절로 한동안 깁스한 뒤 깁스 풀고 무리하게 일함. 우측 손목관절 주위가 뻣뻣하고 통증이 수반되고 감각 이상.

시술 : 정보BM

결과 : 접촉 3분 후부터 확연히 통증감소. 감각회복을 느끼시고 4분 후부터 상당히 좋아졌다고 함.

9. 성○○ 47세 여성

증상 : 스트레스로 인한 가슴 답답, 숨쉬기 곤란

시술 : 자폐용 정보AU

결과 : 접촉 약 15초 후부터 즉각 숨쉬기 편해지고 가슴이 시원해짐.

10. 장○○ 70세 남성

증상 : 금연목적

시술 : 자폐용 정보AU

결과 : 자폐용 정보AU를 선물로 드리고 1일간 접촉 체험 후 다음날 내원하셔서 하시는 말씀이 "에너지의 바다에 잠기는 것 같습니다. 금연욕망이 현저히 줄었습니다. 예전에는 식사 후 타인이 흡연하는 것을 보면 흡연 욕망이 강했는데 마음정보S 스티커를 24시간 접촉한 후부터 현저히 흡연욕이 줄었습니다."

11. 이○○ 50세 여성

증상 : 소화불량. 우측 주관절 근처 근육통. 이 환자분은 평시 공황장애를 앓고 있습니다.

시술 : 자폐용 정보AU +정보BM

결과 : 약 7분 후부터 속 쓰림 완화, 가슴 답답한 것 개선, 우측 주관절 근육통 완화.

12. 배○○ 44세 남성

증상 : 스트레스성 불면증(알콜중독으로 양약 복용 중).

시술 : 자폐용 정보AU

결과 : 약 5분 후부터 마음이 편안해지고 이완됨.

13. 정○○ 38세 남성

증상 : 두통, 어깨통증(최근 스트레스로 음주 및 흡연 과다).

시술 : 자폐용 정보AU

결과 : 접촉 후 금방 증상 개선

14. 이○○ 60세 남성

증상 : 불안, 화병, 요통

시술 : 자폐용 정보AU + 정보MP

결과 : 접촉 후 금방 심리적 안정감 회복 및 요통 경감.

15. 이○○ 60세 여성

증상 : 평소 좌측 상안검경련(과거 보톡스 주사 수차례 경험 있음).

시술 : 자폐용 정보AU

결과 : 접촉 1분 후부터 상안검 경련 중지.

16. 차○○ 50세 여성

증상 : 화상으로 인해 화상전문병원에서 3차례 수술 후 외상 후 스트레

스 증후군으로 인한 불면증. 병원 입원 당시 및 퇴원 후 계속 수면유도제 복용에도 불구하고 심각한 불면증 지속됨.

시술 : 3회 내원해서 자폐용 정보AU 및 침시술

결과 : 완치돼서 수면유도제 없이 잘 주무시게 됨.

여기서 마음정보뿐 아니라 원장님께 자폐용 정보를 드렸는데, 자폐용 정보가 부작용은 커녕 대부분의 마음질환에 마음용으로 개발된 마음정보S 못지않게 효과가 있는 것을 알 수 있습니다. 물질과 달리 정보가 얼마나 안전한 것인지 알겠지요?

이렇게 구체적으로 존재하고 사람에게 영향을 미치는 보이지 않는 세계의 에너지를 현대과학의 수준으로 측정할 수 없습니다. 현재는 기감이 뛰어난 분들의 주관적인 견해에 의존할 수밖에 없지만 언젠가는 객관적으로 보이지 않는 세계의 에너지를 과학의 언어로 표현할 수 있을 것으로 기대합니다.

보이지 않는 세계의 과학

현대과학은 보이는 것, 측정 가능한 것만을 대상으로 하고 과학적으로 설명할 수 없는 현상은 비과학적으로 여깁니다. 그런데 존재하고 지속성 있게 어떤 일이 나타난다면 그것은 현대과학의 수준이 낮아서 이해를 못하는 초과학적 현상이라고 보는 것이 더 타당할 것입니다. 이런 현상들을 탐구함으로써 과학은 그 지평을 넓혀 갈 수 있을 것입니다.

산업혁명에서 뒤쳐졌기 때문에 아직도 동양이 서양에 열세를 면치 못하고 있습니다. 동양의 직관적 사고는 현대과학의 사고로 해결할 수 없었던 많은 문제들에 해답을 줄 수 있습니다. 그렇기 때문에 앞으로 전개될 새로운 패러다임의 과학에서 동양은 앞서나갈 수 있는 가능성을 갖고 있습니다. 하지만 보이는 세계만을 대상으로 하는, 뒤늦게 배운 현재의 서양 학문이 모든 것을 해결하는 진리라고 생각한다면 다가오는 세상에서 우리는 또 한 번 뒤질 수밖에 없을 것입니다.

보이지 않는 세계의 과학

- 현대과학은 보이는 것, 측정 가능한 것만을 대상으로 하기 때문에 과학적으로 설명할 수 없는 현상을 비과학적으로 여기고 있다.

- 존재하고 있다면 그것은 현대과학의 수준이 낮아서 이해를 못하는 초과학적 현상이라고 보는 것이 더 타당하다

- 이런 현상들을 탐구함으로써 과학은 그 지평을 넓혀갈 수 있을 것이다.

보이는 세계와 본질의 세계의 조화

- 산업혁명에서 뒤졌기 때문에 현재까지도 동양이 서양에 열세를 면치 못하고 있다.
- 측정 가능한 것만을 대상으로 하는 뒤늦게 배운 현재의 서양학문이 모든 것을 해결하는 진리라고 생각한다면 다가오는 세상에서 우리는 또 한번 뒤질 수밖에 없을 것이다.
- 동양의 직관적 사고는 현대 과학으로 해결할 수 없는 많은 문제에 해답을 줄 수 있다.
- 21세기의 과학은 보이지 않는 본질의 세계와 보이는 나타난 세계가 조화를 이루는, 파괴가 아니라 상생의 과학이다.

미래의 선택

물 연구 외에도 제가 최근 '우리 콩, 우리 밀' 운동을 지인들과 함께 하고 있습니다.

우리의 먹을거리가 농약과 항생제에 찌들어 있다는 것을 모르는 사람은 아무도 없을 것입니다. 소비자들도 농민들도 유기농이 좋다는 것을 알고 있지만 알면서도 별다른 대안이 없는 것이지요. 농민 입장에서는 유기농이 더 어렵고 힘들고 소비자들은 유기농법으로 생산한 농축산물이 비싸기 때문에 선뜻 선택하기 힘듭니다.

우리나라는 여태까지 양적으로 증산하는 일에 대해서만 신경을 쓰다가 벼농사 말고는 그것도 모두 포기하고 수입에 전적으로 의존하기로 결정한 모양입니다. 앞으로 지구온난화 등으로 인한 세계적인 식량위기가 닥쳤을 때 어떤 일들이 벌어질까요? 생각만 해도 아찔합니다.

우리나라가 밀을 얼마나 수입하는지 아세요? 연간 약 400만 톤을 수입합니다. 반면에 국내에서 약 1만 톤을 생산합니다. 식량위기가 닥치면 어떻게 될까요? 우리나라는 상상할 수 없는 타격을 받겠지요.

더구나 바다를 건너 수입되어 오는 밀이 부패하지 않기 위해서 방부제를 많이 사용할 수밖에 없습니다. 실제로 수입 밀에는 파리가 끼지 않습니다. 그래서 좋은 밀이라고 하는 분은 없겠지요?

저는 콩과 밀과 쌀만 있다면 우리는 아무런 문제 없이 이겨나갈 수 있을 것으로 생각합니다. 우리나라에서 필요한 콩과 밀을 충분히 생산할 뿐 아니라 콩과 밀과 쌀을 모두 농약을 전혀 사용하지 않는 친환경으로 생산하는 것이 제 꿈입니다. 뿐만 아니라 돼지고기와 닭고기를 비롯한 육류에서도 항생제를 추방할 수 있다면 얼마나 좋겠어요?

우리는 그런 세상을 꿈꾸지만 불가능하다고 생각합니다. 친환경농법이나 항생제를 쓰지 않고 축산을 하는 것이 비용도 많이 들고 더 힘들다고 생각하기 때문입니다. 그러기 위해서는 아주 쉽게 저렴하게 친환경적인 농사와 항생제를 쓰지 않는 축산이 가능하다면, 더 쉬운 방식이 있다면 사용하지 않을 사람이 없겠지요. 저는 이 책에서 계속 얘기했던 물과 정보가 그 대안이라고 생각합니다. 정보를 담은 물만으로 이런 꿈들이 이루어질 수 있으면 얼마나 좋겠습니까?

최근 공간에너지와 정보를 이용해서 파이프라인의 녹과 스케일을 제거하는 방법을 개발하고 있습니다. 파이프라인을 깨끗하게 하는 차원을 넘어서 건강을 유지하고 질병에 치유효과가 있는 물을 수도국으로부터 직접 공급하는 꿈을 꿔 봅니다. 그리고 아예 발전소에서 인체를 해치지 않을 뿐 아니라 건강에 도움이 되는 전기가 각 가정까지 공급되는 꿈도 꿔 봅니다.

인연의 완성 – 우연에서 필연으로

수호천사로 저를 찾아 온 딸이 인연이 되어서 물 연구를 시작했고, 지금은 전기와 공간에 정보를 담는 테크놀로지까지 개발하게 되었습니다.

그저 원망거리에 불과했을 제 딸이 아픈 사건을 통해서 제가 물 연구를 시작하게 되었고, 지금은 10년 전에는 꿈도 꾸지 못했을 다양한 연구를 하고 있습니다. 돌이켜볼 때 '어디서 와서 어디로 가는가?' 실감할 수밖에 없습니다. 저는 이런 일이 우연이라고 생각하지 않으며 하늘이 준 큰 사명으로 생각합니다.

여러분들과의 만남도 큰 인연으로 생각합니다. 우연히 만나게 되지만 옥토에 떨어진 씨앗은 큰 열매를 맺습니다. 그렇게 해서 그 인연이 필연으로 완성될 수 있기를 바랍니다.

감사합니다.

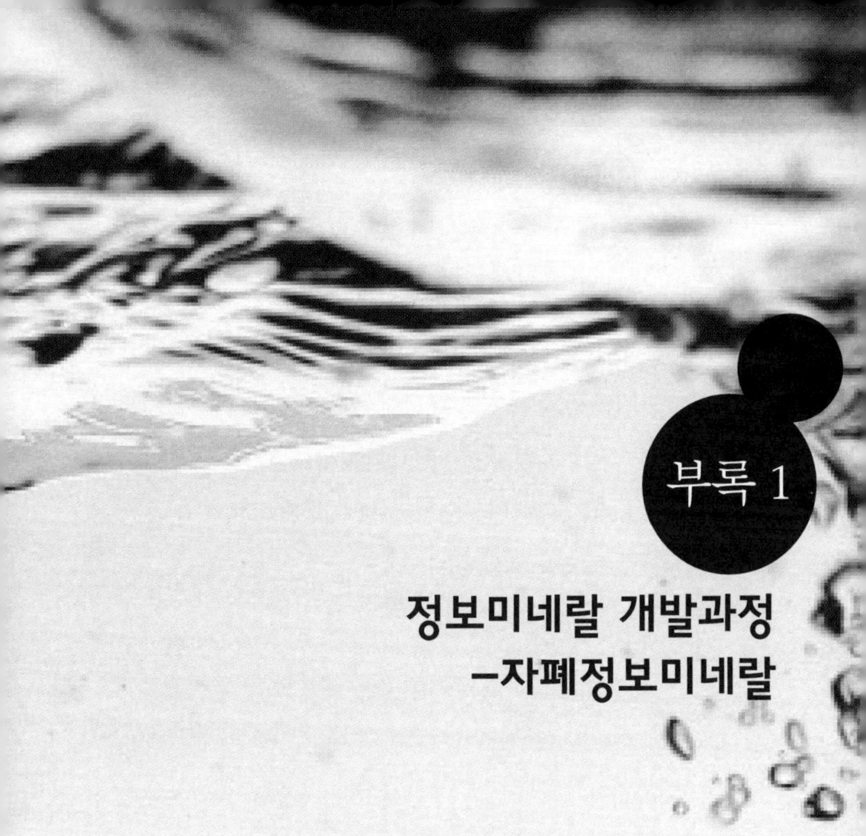

부록 1

정보미네랄 개발과정 –자폐정보미네랄

다음은 제가 처음 자폐정보를 개발을 시작하고 그 후 정보를 완성시켜가는 과정에 관한 얘기입니다.

처음에 한의사이신 자폐아의 아빠가 자폐아에 도움이 되는 정보미네랄을 개발해주기를 부탁했습니다. 그 후 구체적인 피드백에 의해서 더 좋은 정보를 개발할 수 있었습니다. 이것은 다른 정보미네랄의 개발과정도 마찬가지이지요.

정보는 효과는 나타내지만 인체에 아무런 부작용이 없기 때문에 쉽게 자폐에 도움이 되는 정보미네랄을 개발할 수 있었습니다. 더구나 정보를 담은 물은 두뇌혈류장벽으로 무장되어 있는 두뇌의 내부로 아무런 어려움 없이 침투할 수 있지요.

모두 소개하면 너무 길어지기 때문에 주고받은 메일의 일부만 소개합니다. 제 답변은 생략하고 자폐아의 아빠께서 보내신 메일만 소개하겠습니다. 그리고 내용이 너무 전문적으로 보일 수도 있어서 어려운 부분은 생략했으나, 아직도 많이 어려워 보입니다. 내용이 중요한 것은 아니니 부담 갖지 마시고 읽으세요.

처음에는 제가 정보미네랄 대신 모자에 정보를 담아서 바로 두뇌에 영향을 줄 수 있도록 제안했습니다. 그에 대한 답변부터 소개합니다.

박사님의 답신에 너무 감사드립니다. 그런데 아이가 모자 쓰는 것을 싫어해서 박사님께서 권해 주신 모자에 정보를 담는 방법이 조금 무리일 듯합니다. 현재 자폐용 정보가 아직 개발 중에 있다고 하니 더욱 완전한 정보가 개발되기를 간절히 기도드리겠습니다. 박사님께 어려운 부탁 자꾸 드려 너무 죄송합니다. 늘 고통 받는 환자를 위해 초인적으로 헌신하고 계신 박사님께 정말 감사드립니다.

대구에서 2009년 4월 1일

처음 자폐용 정보에는 최근 논문의 정보에 따라 옥시토신과 니코틴을 주로 사용하여 만들었습니다. 그 이후 정보를 개선하는 과정에 관한 메일들입니다.

교수님 답변 감사드립니다. 그런데 저는 현재 아이가 사용하는 자폐정보미네랄 정보물이 교수님께서 만드신 기존의 두뇌활성화정보에 옥시토신과 니코틴 정보가 추가로 들어 있는 것으로 맨 처음 교수님과의 전화통화로 이해하고 있습니다.

아이의 주된 증상 중 하나가 과잉행동과 주의력결핍증상인데 이 문제는 어떤 정보로 치료 가능할까요?

자폐성 발달장애아이들 중에도 과잉 행동 없이 한 가지에 굉장한 주의집중력이 있는 아이가 있는가 하면, 반대로 주의집중시간이 무척 짧고 과잉행동이 많은 아이도 있는 줄 아는데 제 아들은 후자에 속하거든요. 전자는 교수님께서 말씀하신대로 도파민 과잉성향이 강한 아이이고 후자는 오히려 도파민 계통이 부족한 아이가 아닐런지요? 짧은 소견에 이렇게 다시 여쭙습니다.

2009년 4월 26일

도파민 정보의 경우 여러 가지 상의 끝에 당분간 첨가하지 않기로 했습니다. 하지만 그 가능성에 대해서 계속 연구하고 있습니다.

교수님 안녕하세요? 오늘이 스승의 날이네요. 제 아이한테는 교수님이 영혼의 스승님입니다. 스승의 날을 맞아 진심으로 교수님께 감사드립니다.

오늘 아이를 어린이집에 데려다주면서 담임선생님께 아이 근황에 대해 여쭈어 보았더니 어린이집에서도 최근 많이 차분해지고 주의집중시간이 길어졌으며 다양한 장난감에 관심을 보이고 있습니다. 물론 아직까지 약간의 과잉행동이나 상동행동이 있긴 하지만 전반적으로 많이 개선되고 있다고 보고 받았습니다. 귀가 후 집에서의 생활의 변화와도 일

맥상통하는 것 같아 기분이 많이 좋았습니다. 교수님께 그간의 변화를 간략히 보고 드리겠습니다.

1. 물은 하루 1리터 이상을 꾸준히 먹였습니다. 평소 물은 한 모금도 잘 먹이기 어려웠습니다만 정보미네랄 물은 너무 잘 먹어서 먹이기가 너무 쉬웠습니다. 교수님께서 유나방송이나 다른 글에서 말씀하신 그대로였습니다. 정말 신기할 따름입니다. 몸에 좋은 물을 스스로 인지하나 봅니다.

2. 과잉행동이 많이 줄었습니다. 평상시 부산하게 움직이는 편인데 많이 차분해졌습니다.

3. 상동행동이 눈에 띄게 줄고 있습니다. 자폐성향의 문제 행동 중 대표적인 행동인데 그게 정말 많이 줄고 있습니다.

4. 수용언어가 많이 늘었습니다. 즉 말귀가 훨씬 밝아졌습니다. 어린이집의 언어치료실 선생님도 상호작용면이나 눈빛이 많이 좋아졌다고 말씀하십니다.

5. 눈맞춤이 예전보다 길어지고 자연스러워지고 있습니다.

6. 수면시간이 늘었습니다. 보통 기상시간이 아침 6시 45분에서 7시경이었는데 이번 주부터 아침 8시 전후로 일어나고 있습니다. 아주 좋은 반응으로 사료됩니다.

7. 엄마나 외할아버지와의 상호작용이 훨씬 좋아졌습니다.

8. 요구사항이 관철되지 않았을 때의 짜증이 많이 줄었습니다.

9. 표현 언어에는 아직 큰 변화가 없습니다.

10. 주의집중시간이 짧은 것은 아직 큰 변화가 없습니다.

총평해 보건데, 한 달 남짓 변화치곤 깜짝 놀랄 따름입니다. 정말 교수님의 정보미네랄물의 위력을 실감할 수 있었던 한 달이라고 말씀드리고 싶습니다. 변화되는 아이의 모습을 보면서 교수님 연구가 전 인류의 복음이 될 날이 머지않았음을 확신할 수 있었습니다. 늘 건강하시고 교수님의 연구가 앞으로도 욱일승천하시기를 진심으로 기원 드리고 정말 감사드립니다.

2009년 5월 15일 스승의 날

다음은 세로토닌이 자폐아에 필요할 지 여부에 대해서 토론한 내용입니다

오늘 교수님께 여쭙고 싶은 것은 세로토닌에 대한 것입니다. 증조할아버지부터 저한테까지 내려오는 강박적 성향이 아마도 아이의 세로토닌 유전자에 문제를 일으켰을 가능성에 대해 여쭙고 싶습니다. 사실 세로토닌에 대한 부분이 너무 궁금해서 아이한테 저희 부부가 먹

는 세로토닌 정보 물을 하루 먹여보기도 했습니다. 그랬더니 아이가 더 많이 차분해지고 상동행동(같은 것을 반복하는 행동, 저자 註)이 주는 것을 확인할 수 있었습니다. 물론 그 후 지금은 계속 교수님의 자폐정보미네랄물만 복용하고 있습니다.

……중략……

아이의 자폐성 뇌 발달 장애가 세로토닌 유전자 결함으로 인한 세로토닌 수치가 현저히 낮은 결과로 오는 것이라도 니코틴정보가 세로토닌 유전자 시스템에 긍정적으로 작용되는 약리학적 기전만으로도 꾸준히 치료 가능한 것인가요? 아니면 기존 정보에 세로토닌정보를 추가하는 것이 더 많은 호전을 위해서 옳은 것인가요? 교수님의 고견을 여쭙고 싶습니다.

2009년 5월 20일

역시 세로토닌을 정보로 추가하는 문제에 관한 내용입니다.

세로토닌 문제가 늘 아이에게 고민에 되어서 제 나름 조사해보고 전번에도 교수님께 말씀 드렸지만 아이에게 실험했던 사항을 다시 보고 드립니다.

우선 저를 포함해서 저희 친가 쪽에 확실히 세로토닌 유전자에 취약성이 있음은 확실합니다. 제가 교수님의 세로토닌 정보 물을 먹고 저도 많이 안정됨을 느낍니다. 저도 아이 때문에 상당히 우울했었거든요. 그런데 신기한 것은 제가 교수님 세로토닌 정보 스티커를 시험 삼아 몸에 지니고 있는 것만으로도 굉장히 편안해지고 안정됨을 느끼니 스티커에도 강력한 세로토닌 정보가 발산되어짐을 느낄 수 있습니다. 제가 세로토닌 부분이 취약해서 그렇지 않나 사료됩니다.

……중략……

수주 전에 제가 약 하루 반 정도 세로토닌 정보 물만을 아이한테 먹여보니 눈에 띄게 아이가 굉장히 차분해지고 상동행동이 없어지는 것을 느낄 수 있었습니다. 그래서 세로토닌이 아이한테 꼭 필요한 것임을 알 수 있었습니다. 그래서 세로토닌 복합정보미네랄을 사용해 봄이 좋지 않을까 생각되어집니다. 하지만 교수님의 말씀도 명심하면서 아이의 변화 추이를 계속 살펴보겠습니다.

그리고 제가 정보 물을 마시면서 정보스티커를 몸에 가지고 있는 것만으로도 더욱 많이 안정됨을 느끼는 것처럼 아이한테 혹시 지금 복용하고 있는 복합정보미네랄 스티커를 몇 장 만들어 주실 수 있으시다면 정보 물을 먹이면서 계속 아이 바지 주머니 속에 정보스티커를 넣어두면 더욱 효과가 뚜렷하지 않을까 사료됩니다.

정보스티커의 작동기전에 대해서 무지한 제가 잘못 알고 있는 것이라면 시정해주시고 만일 실지로 효능 강화측면이 있다면 배려해주시면 감사하겠습니다.

5월 29일

그 후 세로토닌 정보를 추가했습니다. 다음은 자폐아에게 세로토닌 뿐 아니라 아세틸콜린이 필요할 가능성에 대해서 상의하는 메일입니다.

오늘 경황도 없이 교수님께 급히 전화 드리게 되어 죄송스럽습니다. 제가 아이 문제로 밤낮없이 고민하고 더 나은 정보가 무엇일까 공부하고 생각하다보니 그렇게 된 것 같습니다.

아이가 교수님의 자폐정보 미네랄 물을 마신지 어제로 7주가 흘러갔습니다. 처음에 비하면 제일 많이 좋아진 것이 수용언어가 엄청 늘었습니다. 예전보다 작은 소리에도 훨씬 반응을 잘 합니다. 자폐성 아동들이 흔히 그렇듯 불러도 돌아보지 않고 마치 청각에 문제가 있는 것 같아 보이면서도 관심 있는 소리에는 반응하는 일관성 없는 청각적 정보처리능력을 보여 왔습니다. 헌데 정보 물을 먹고는 훨씬 향상된 청각적 반응과 수용언어의 향상을 가져 왔습니다. 그리고 아이한테 좋지 않다고 해서 그동안 TV 시청을 금해 왔었는데 가끔 한 번씩 TV 틀어 놓아도 광고에나 잠시 관심을 보일 뿐 정작 본 방송에는 전혀 관심이 없었습니다. 헌데 정보 물을 먹고는 유아용 방송에 관심을 가지고 짧은 주의집중시간이지만 나름 보기도 하는 등 주의집중시간이 예전에 비해서 길어졌습니다.

하지만 여전히 아이의 눈빛이 너무 반짝이고 차분해지긴 했지만 여전히 과잉행동을 하고 외출하면 아이가 관심 있는 사물을 향해 뛰어가거나 누나를 꼬집거나 엄마의 안경을 낚아채고는 낄낄대고 웃는다거나, 특정 사물에 대한 지나친 집착과 보편적 사물에 대한 좁은 관심, 상동행동이 줄어들긴 했어도 아직 남아 있는 상태였습니다. 물론 뇌신경세포와 신경전달물질의 불균형이 짧은 시간에 다 해결되리라고 생각하지는 않습니다. 시간이 약이 되겠지요.

수면패턴도 확실히 좋아진 것 같습니다. 예전보다 중간에 잘 깨지 않고 길게 잘 잡니다. 그런데 표현 언어의 진전은 오히려 예전보다 조금 줄어 든 것 같은 느낌도 있었습니다. 원래 할 줄 아는 말이라고는 원하는 것이 있을 때 '도'라고 하거나 한번씩 '할매', '할배'라고 따라하는 등 10개 안팎의 단음절이 있었습니다. 그런데 최근 이런 표현 언어 따라함이나 자발성이 조금 위축되는 느낌이 있는 것 같습니다. 미국의 자폐아 전문 치료 소아과의사 선생님 한 분이 노인성 알츠하이머질환에 쓰는 '아리셉트'라는 아세틸콜린분해억제제를 자폐아이에게 투여하여 상당수 아이들이 수주만에 상당한 수준의 표현언어 향상을 가져 왔다는 논문을 봤습니다. 이는 자폐성아이들의 뇌에 역시 낮은 수준의 아세틸콜린 농도를 시사하거나 혹은 자폐아이의 높은 세로토닌 혈중농도처럼 오히려 뇌의 자구책으로 일시적인 높은 아세틸콜린 혈중농도를 보일 수도 있다고 사료됩니다.

실제로 알츠하이머질환의 초기에는 일시적으로 아세틸콜린혈중농도가 높아진다고 알고 있습니다. 뇌의 보상기전에 의한 결과로 보입니다. 뇌혈관장벽문제로 바로 아세틸콜린을 투여할 수 없는 기존 의학에 비해 교수님의 정보미네랄의 세계에서는 바로 아세틸콜린이 뇌에 공급 가능하니 정말 감사한 일입니다.

제가 24개월 된 제 아이에게 약 한 달 간 침치료를 한 적이 있었습니다. 아이의 경우 체질이 소양인이고 8체질로는 토양체질입니다. 제가 8체질 침을 전문으로 시술하고 있기 때문에 기대를 갖고 시술하였으나 거의 효과가 없었습니다.

그래서 그 이에 대해서 제가 굉장한 고민을 많이 했었습니다. 그런데 최근 침술과 아세틸콜린유전자와 관계된 논문을 보고서 이해가 되었습니다. 실험용 쥐에 유전자조작을 하여 선천적으로 아세틸콜린을 결핍시키니 침술에 거의 반응이 없다가 다시 유전자 조작을 하여 아세틸콜린을 충족시키니 침술에 실험용 쥐들이 굉장히 민감한 반응을 보였다는 것이었습니다. 물론 침술의 과학적 근거가 초과학적 현상을 기존 과학으로 설명하기에는 무리가 있고 교수님 싸이트에도 침술의 기전에 대한 설명도 있지만 침술과 아세틸콜린과의 민감한 관계에 대한 인식의 지평을 넓힐 수 있었습니다.

그래서 아세틸콜린이 자폐성아이들의 낮은 인지기능이나 지나친 교감신경긴장의 과잉행동을 풀 수 있는 열쇠가 되지 않을까 생각되어집니다. 니코틴정보가 결국 도파민이나 노르에피네프린분비도 촉진하지만 결정적으로 부교감신경절의 아세틸콜린의 확실한 분비에 기여한다고 하니까요. 제 아이의 경우도 니코틴정보에 의해 분비된 아세틸콜린으로 인해 예전보다 인지기능이나 주의집중시간이 길어지지 않았나 생각되어 집니다.

그런 반면 니코틴에 의해 야기된 도파민과 노르에피네프린이 다시 자율신경계의 불균형에 약간 영향을 주지 않았나 싶습니다.

실제로 자폐아들의 자율신경밸런스를 조사한 연구결과를 보면 이 아이들의 자율신경 각성정도가 극에서 극이라고 합니다. 하루 종일 정상적인 사람들은 일정한 수준의 교감신경과 부교감신경의 조화를 보이는 반면 이 아이들은 각성과 혼몽의 양 극단을 왔다 갔다 한다고 하네요. 하여튼 이러한 자율신경의 부조화 또한 이 아이들의 문제점의 주요한 시사점이라 하겠습니다.

결론적으로, 이번에 교수님께서 만들어 주실 복합정보미네랄 정말 기대가 많이 됩니다. 교수님 감사합니다.

6월 2일

도파민도 마찬가지이지만 노르에피네프린의 경우는 좀 더 조심스럽게 접근해보기로 하고, 아세틸콜린 정보를 추가했습니다. 자율신경의 조절을 위해서 이번에는 니코틴 정보를 제외하는 문제도 함께 생각하고 있습니다.

제 아들이 최근 교수님께서 만들어 주신 복합정보미네랄을 먹고 난 후의 반응을 간략히 보고 드리겠습니다.
복합정보 물은 먹은 지 오늘로 만 6일 되었습니다. 수용언어가 더욱 많이 향상되고 있습니다. 말귀 알아먹는 변화가 눈에 띄게 늘어나고 있습니다. 인지기능에도 의미 있는 변화가 관찰되고 있습니다. 한 번 가르쳐 준 것에 대한 기억력이 전보다 나아지고 있습니다. 표현 언어도 소변보고 싶을 때 처음으로 '쉬'하고 몇 번 표현 언어가 나왔습니다. 그리고 식사량이 전보다 많이 늘어났습니다. 아마도 이상의 모든 변화가 전두엽의 인지기능 향상과 부교감신경 강화를 통한 위장관 촉진기능을 매개하는 아세틸콜린 때문이 아닌가 사료됩니다.

상동행동이나 과잉행동도 조금 줄어 든 부분이 있습니다. 주의집중시간이 조금 더 늘어난 듯싶습니다. 워낙 아이가 전두엽 발달이 미숙했던 터라 이 두 가지 부분이 모두 전두엽과 관련되어 있기 때문에 계속 물을 먹이면서 변화의 추이를 지켜보아야 할 것 같습니다.

여하튼 아직 속단하긴 이르지만 이번 복합정보미네랄의 효과가 상당한 것으로 추정됩니다. 늘 같이 놀아주시는 외할아버지도 최근 6일간의 변화를 믿기 어려워하시는 표정이십니다. 중간 중간 경과보고 계속 올리도록 하겠습니다. 진심으로 교수님께 감사드립니다.

6월 20일

교수님 안녕하세요? 아이는 정보미네랄 물을 1리터씩 음용하다가 최근 날씨가 선선해지면서 음용량이 조금 줄어서 하루 평균 약 800밀리리터씩 음용하고 있습니다. 주말에 외할아버지 댁에 가서 등산하는 시간이 길 때는 1리터 내외로 먹고 있습니다.

아이가 감각통합부분에 과민반응이 있어서인지 교수님께서 추천해 주신 네임텍 형식으로 정보스티커를 지니고 있으려고 하지 않고 자꾸 벗어버려서(목에 끈이 닿는 느낌이 좋지 않아서인 것 같습니다) 고민 끝에 정보미네랄 빈 통을 아이한테 줘 봤더니 어린이집 등원 시간 내내 제 차에서 잘 가지고 만지작거리며 놀고 있습니다. 틀림없이 정보스티커가 부착되어 있는 빈 통에서 치유에너지를 느끼고 있나 봅니다. 40분 정도 걸리는 등원 시간 내내 한 가지 물건에 그렇게 오랫동안 관심을 보이지 않거든요.

아이는 근래 자발적인 신발신기와 손을 놓고도 멀리 달아나지 않고 동반자와 잘 다니기, 싫은 것에 고개를 좌우로 흔들면서 싫은 의사표현하기, 자연스러운 눈 맞춤 시간 연장, 늘어나는 단음절 따라하기, 지속적인 수용언어의 확장 등이 계속되고 있습니다. 고쳐져야 할 문제점이 아직 많기는 하지만 봄 햇살에 겨울 눈 녹듯이 조금씩 조금씩 개선되어짐을 느끼고 있습니다. 또한 보내 주신 여분의 자폐정보스티커로 아이 침실에 넉넉히 부착하고 남은 스티커는 잘 때 배게 밑에 넣어 두고 있습니다. 근래 아이의 수면패턴은 더욱 안정되고 있어서 한 번 잠이 들면 외부에서 조금 큰 소리가 나도 전혀 방해받지 않을 정도가 되었습니다. 발달장애가 있는 아이들이 숙면이 안 되고 수면 중 몸부림도 심하고 자주 깨는 것에 비해서 근래 아이는 수면 중 움직임도 굉장히 적어져서 거의 아침까지 몇 번 뒤척이지도 않고 숙면하고 있습니다.

여러 가지 상황을 종합해 볼 때 이번 자폐정보미네랄이 현 시점에서 필요충분조건이 되지 않나 생각됩니다. 교수님께 다시 한 번 감사드립니다.

9월 5일

오늘은 제 체험담과 함께 교수님께 최근 제가 임상에서 경험했던 몇 분들에 대한 정보스티커에 대한 반응에 대해 보고하고자 합니다. 먼저 제 체험담입니다.

1. 아이의 선천성 난치성 뇌질환에 대한 제 고민과 나름의 해결책을 찾아가는 동안 제 절망감과 해결할 수 없는 이 질환에 대한 심려는 깊어만 갔고 저도 모르는 사이 건강도 엄청 나빠지기 시작해서 금년 3월경에는 불면증, 신경쇠약증, 우울증이 찾아 왔습니다. 원래 저희 친가 가계 쪽으로의 세로토닌과 관련된 유전학적 취약점으로 인하여 평상시 건강할 때도 원래 제 성향이 매사에 조심과 의심이 많고 사소한 문제에도 늘 가장 최악의 경우의 수를 먼저 생각하는 등 스스로에게 엄격하고 힘든 성향을 가지고 있었는데 아이 문제로 심한 스트레스를 받고 나서부터는 육체적, 정신적으로 완전히 지쳐가고 있었습니다. 그 즈음 저희 아버지의 간경변을 동반한 간암으로 인한 힘든 투병 상황과 막내아이 문제, 그리고 저의 건강악화로 저는 더 이상 병원 일을 해 나갈 수 없는 정신적, 육체적 한계상황에 이르게 됐습니다.

이때 천우신조로 교수님을 알게 되었고 정보미네랄을 알게 되면서 극적인 반전이 이루어지게 됐습니다. 우선 아이의 질환에 맞는 자폐용 정보AU를 신청해서 아이에게 먹이기 시작하면서 아이는 불과 보름만에 도저히 믿기지 않을 정도의 변화와 치유를 보이기 시작했습니다. 처음에는 이게 꿈인가 생시인가 할 정도였으니까요.

저도 이 무렵 건강이 좋지 않아 마음위로용 정보S를 음용하기 시작했습니다. 그런데 아주 신기한 일은 정보S에 담겨 있는 세로토닌 정보로 인해서인지 저는 정보S 음용수를 먹자마자 바로 그 정보가 제 뇌세포로 주입되며 제 기분이 변화되는 느낌을 실감할 수 있었습니다 (아주 평안하면서도 약간은 멍한 느낌이었습니다). 정보미네랄의 위력을 실감할 수 있는 순간이었습니다. 월요일 아침 출근해서 며칠 동안 만들어진 정보S 음용수를 마셔 보니 정보의 강도는 당일 우려낸 정보 음용수보다 더욱 효과가 강하게 느껴졌습니다.

게다가 당시 저는 막내를 위한 정보AU뿐 아니라 누나 둘을 위한 두뇌활성화정보 미네랄도 주문해 놓은 상태여서 제 개인적으로 동시에 3가지 정보를 맛보고 느낄 수 있는 절호의 기회였습니다. 그래서 제가 마시던 정보S와 기타 나머지 두 정보 음용수와의 '비교 시음회'를 나름 진지하게 실시해 보았습니다.

정말 경천동지할 일이었습니다. 우선 막내아이를 위한 정보AU를 마셔보니 마시자마자 1분 안에 '강력한 정신적 각성'이 수반되면서 심계항진이 일어나는 것이었습니다. 틀림없이 정보AU에 담겨 있는 니코틴정보 때문이었습니다. 물론 당시에는 최근 의학적 논문에 의한 자폐증의 치료제로서의 가능성을 띈 강력한 니코틴정보의 위효에 비해 이 정보의 부작용 중 하나인 심계항진을 견제하고 억제할 다른 정보가 약하고 준비가 미비한 결과였습니다(물론 지금의 정보AU는 더욱 완성도가 높아서 전혀 이런 부작용이 없이 안전하게 치유할 수 있게 된 것으로 알고 있습니다).

또한 누나를 위한 두뇌활성화정보에는 도파민정보가 주로 담겨 있는 것으로 알고 있었는데, 제가 음용해 보니 역시 마신 지 1분 안에 강력한 전두엽에서의 각성효과를 느낄 수 있었습니다. 갑자기 엄청난 두뇌 집중현상이 일어나는 것이었습니다. 정보 음용수를 마시고나서는 오히려 이러한 현상에 두려움과 경외감마저 몰려왔습니다.

왜냐하면 이러한 정확한 정보전달이 교수님의 에너지의학의 기술로서 가능하다면 이는 앞으로 세상을 바꾸고 남을 일이요, 의료 역사상 가히 혁명적 기술이라 할 일이었기 때문이었습니다.

제가 마시고 접한 정보들은 최근 분자생물학의 눈부신 발전으로 인해 DNA수준까지 밝혀진 각 뇌질환에 대한 연구의 진척으로 어떠한 뇌신경세포질환의 치유에 필요한 정보가 무엇인지에 대한 의학적 치료 견해는 가능한 것인데 반해, 아이러니칼하게도 '뇌혈관장벽'이라는 불가항력적 바리케이드로 인해 도저히 뇌세포 타겟에 필요한 치유정보를 전달할 방법이 없는 것입니다. 그에 반해 교수님의 에너지의학세계에서는 어떠한 난치성질환에 있어서도 해당 질환에 대한 정확한 병리적

해석만 이루어질 수 있다면 여하한 정보도 인체에 정확히 효과적으로 두뇌 내부로 전달되서 소기의 목적을 달성할 수 있게 됐기 때문입니다. 게다가, 교수님께서 금년도에 개발하신 정보UN의 경우도 마찬가지입니다. 제가 당시 상기 3가지 서로 다른 정보음용수를 맛보고 그 정보에너지를 느끼면서 엄청난 충격을 받은 것처럼 마찬가지로 서로 다른 정보에너지를 정보UN을 통해서 똑같이 느낄 수 있었습니다. 당시에 보내주신 정보UN에서 치유정보가 담긴 토션파가 발생된다는 교수님 말씀에 착안해서 직접적으로 인체와 접촉하면 어떨까하여 시험해 보았습니다. 우선 제 와이셔츠 안주머니 속에 세 가지 정보 UN을 각각 넣어 보았습니다.

아니나 다를까, 몇 초 흐르지 않아서 강력한 치유정보에너지를 느낄 수 있었습니다. 참으로 신기한 일이었습니다. 보기에 별것 아닌 것 같은 이러한 2차원 정보스티커에서 강력한 치유정보가 담긴 에너지가 발산된다고 하는 사실은 기적과 같은 일이었습니다.

하여간 저의 개인적인 이러한 신비한 에너지 체험으로 인하여 교수님 에너지의학에 대한 믿음이 이론에 앞서서 먼저 절실해졌고 아울러 제 건강이 회복되었으며, 또한 교수님의 정보AU로 인한 아이의 선천성 난치성뇌질환이 점차 호전되어 이 글을 쓰는 현재 상당히 많이 좋아지고 있는 중입니다.

다음은 제 클리닉에 오시는 환자분을 상대로 아래와 같이 몇몇 분께 테스트해 본 결과입니다.

1. 자궁근종에 따르는 생리 전후 하복통, 요통 및 좌측 발목 관절통 : 침 시술 베드에 환자분을 눕혀서 침 시술 전 자폐정보스티커를 환자분의 이마 부분에 올려놓았습니다. 약 2분 후부터 환자분은 아프시다던 왼쪽 발목 근처에서 뭔가 스물스물 기어가는 듯한 느낌을 받으시고 시원하다 함. 복통도 편해지고 그 후 가슴이 답답하던 부분도 시원해지며 머리 부분도 같이 시원해짐을 느낌.
희한하게도 이분은 이렇게 정보스티커를 이마 부분에 올려놓은 상태에서 치유에너지의 작용을 느끼심과 동시에 평소 제가 마시는 정보미네랄물병이 베드로부터 우측으로 비스듬히 약 4미터 떨어진 곳 오픈된 수납장에 위치해 있는데 거기서 자기 쪽으로 물이 흐르는 듯한 느낌을 말씀하시면서 뭔가 저기서부터 물이 흐르고 있다고 여러 번 말씀하셨습니다. 이분은 평소 그 위치에 제가 먹는 물병이 있는지도 모르는 분이셨습니다.

2. 멀티플한 통증과 심한 두통 : 이번에는 다른 방법으로 다른 환자분을 눕혀서 자폐정보스티커를 환자분께서 편하게 다리를 어깨 넓이로 벌린

상태에서 양발 끝 사이에 위치시킴. 약 1분 30초 후부터 발이 따뜻해지고 온몸이 편하게 이완되는 기분과 머리가 맑아지는 기분을 체험함.

3. 우울증, 두통 : 이 분 역시 누운 상태에서 앞이마에 자폐정보스티커를 놓아 보았습니다. 불과 몇 십 초 후부터 즉각 두통이 개선되고 머리가 맑아지면서 기분이 개선되는 변화를 말씀하셨습니다.

그 외 요각통, 말더듬는 언어장애, 중풍 후유증 환자분들에게도 사용해보았으나 이 경우 몇 분 안에 별 변화를 못 느끼셨습니다(그 후 이 분들이 본인에게 필요한 정보를 접했을 때는 모두 변화를 느끼는 것을 확인했습니다.

제가 와이셔츠 안주머니에 정보스티커를 넣어 두고 있는 상태에서 앞의 세 분도 모두 저와 대화를 나누고 있을 때는 전혀 못 느끼시고 있다가 말씀을 중단하고 스티커를 셋팅 시킨 후 뭔가 변화되는 느낌이 있으면 말씀하시라고 한 후부터 이런 치유에너지의 작용을 느끼셨습니다.

치유에너지가 미세에너지라서 평시 일상생활을 할 때는 잘 못 느낄 수 있다가도 대화를 중단하고 몸을 릴랙스한 상태에서 눈을 감고 있으면 바로 치유에너지가 작동하는 것을 파악할 수 있었습니다.

또한 환자분의 증상에 맞는 특정치유정보에너지의 경우 '자물통-열쇠'

처럼 정확히 치유에너지가 환자분의 보이지 않는 인체회로에 합일(교수님께서 웹사이트에서 언급하신대로)되어 치유가 이루어지는 것처럼 보입니다(앞의 세 분의 경우).

반대로 이미 내재되어 있어 당장 필요치 않은 정보일 경우는 치유에너지가 인체로 전파되나 인체가 느끼지는 못하는 것 같습니다(뒤의 효과 없었던 세 분의 경우).

정보스티커의 위치는 인체와 가까이 놓아두면 머리 부위든 발이든 어느 부위든 상관 없이 인체가 받아들이는 것 같습니다(셋팅 부위가 머리 부위라서 상기되고 그런 것은 없어 보입니다). 그리고 인체와 가까울수록 더욱 빨리 치유에너지가 영향을 미치는 것 같습니다.

또한 저처럼 이미 정보 물을 음용하고 스티커를 늘 지니고 다니면 이미 인체에 정보 에너지가 동화되어 평안한 느낌 외에 환우 분들처럼 그런 즉각적인 반응은 더 이상 못 느끼는 것 같습니다.

기감이 뛰어나신 분들만이 교수님께서 만드신 2차원정보스티커의 치유정보에너지의 작용을 느끼시는지 아니면 불편한 환우들이라면 자기만의 맞춤식 치유정보에너지를 만날 때면 누구나 느낄 수 있는 것인지 상당히 궁금합니다. 앞으로도 제 클리닉에 오시는 환우님들께 시간 나는 대로 좀 더 확인해 볼 계획입니다.

P.S. 수호천사이신 따님의 졸업을 진심으로 축하드립니다. 자유게시판에 올라온 교수님의 답신에 제 가슴이 얼마나 뭉클하고 마음 저미었는지요. 늘 건강하시고 하시는 일마다 건승하시기를 기도드립니다.

2009년 9월 23일 秋分

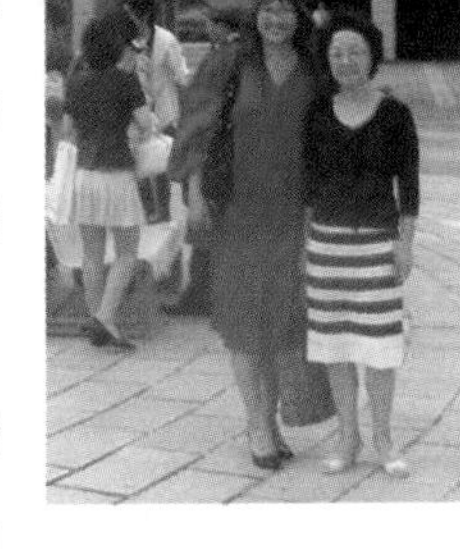

제 딸이 며칠 전 일본의 벳부에 있는 APU 대학을 졸업하면서, 저는 바빠서 다녀오지 못하고 아내만 일본에 다녀왔습니다. 졸업식장에서 딸이 엄마가 너무 울고 있다고 문자를 보내왔더군요.

자폐아 부모님들의 아픈 마음을 제 일같이 느낍니다. 저도 아픈 딸아이가 있었기 때문에 부모님들의 마음을 알 수 있지요. 주신 사명을 잊지 않고 더 좋은 정보를 만들 수 있도록 항상 공부하고 노력하겠습니다. 감사합니다.

책을 마무리하기 직전에 대구에서 온 마지막 메일을 소개하겠습니다. 《물 파랑새》 책의 분량으로 보아 아주 많은 분량이지만 제 책의 내용을 전체적으로 정리해주며 아버지의 사랑을 느낄 수 있는 감동스러운 편지이기 때문에 꼭 소개하고 싶습니다.

교수님 안녕하세요? 사모님으로부터 다양한 치유정보가 담긴 정보UN을 많이 받았습니다. 창조주로부터 교수님께로 이어지는 사랑과 치유의 에너지가 이렇게 비천한 저에게 이어져 또 다른 환우에게로 연결되어지니 참사랑의 끝은 어디일까요?
교수님 말씀대로 인연으로 이어진 살아 숨 쉬는 우주 본질의 세계에서 교수님으로부터 이 많은 사랑을 받은 제가 다시금 사랑과 치유가 필요한 또 다른 누군가에 무엇인가를 돌려 드릴 수 있는 하루하루가 되기를 진심으로 간구합니다.
오랜 기간 간암으로 투병하시던 제 아버지께서 지난 10월 22일 하늘나라로 가셨습니다. 그래서 상중이라 교수님 메일이 온지도 몰라서 이렇게 염치불구하고 늦게 답장을 씁니다. 죄송합니다.
그래도 교수님의 에너지 세계를 아버지께 조금이라도 느끼게 할 수 있어서 얼마나 감사한 줄 모르겠습니다. 종양용 정보 음용수를 조금씩이나마 몇 달 드신 덕분에 암성 통증은 크게 느끼시지 못했고 또한 암이 더 이상 자라지도 전이되지도 않았습니다. 또한 마지막 임종 무렵에는 제가 아버님 머리맡에 종양억제정보를 담은 UN을 둬서 아버지께서 주무시듯 편안하게 돌아가셨나 봅니다. 아이뿐 아니라 제 아버지도 교수님께 이리 큰 은혜와 사랑의 빚을 지게 되서 뭐라 드릴 말씀이 없습니다. 정말 감사합니다.

그간 제가 교수님의 에너지 연구 성과물을 환우 분들께 시험해 보면서 느낀 UM, UN, UL에 대한 단상을 아래와 같이 정리해 보았습니다.

1. 아마도 머지않은 시기에 넓은 의미에서는 전 인류문명사적인 패러다임쉬프트(Paradigm shift)가 교수님의 연구 결과물에 의하여 점진적으로 일어날 것임을 믿어 의심치 않습니다. 보이는 세계만을 대상으로 한 물질중심적인 현 문명은 보이는 세계뿐 아니라 보이지 않는 세계를 통섭하는 교수님의 에너지 연구에 의해 엄청난 혁명의 태동이 시작되었음을 직시합니다. 이 세계야말로 창조주께서 삼라만상을 짓고 인간을 만드신 원리대로의 새로운 의학과 새로운 과학과 새로운 문명임이 자명하고 새로운 세계의 주축이 될 것입니다.

2. 좁은 의미에서는 의학적 패러다임쉬프트(Paradigm shift)가 다양한 치유정보가 담긴 UM, UN, UL 삼위일체(각각, 자연미네랄, 공간정화스티커, 전기장화장치를 의미함)를 통해서 일어날 것입니다. 즉, 킴스워터에서 시작된 전 인류를 위한 사랑과 치유의 에너지가 진정한 육신과 영성의 회복을 위한 교수님의 새로운 의학세계(킴스메디신, Kimsmedicine)으로 발전될 것 같습니다.

앞으로 미래의 의료인들은 다양한 치유정보를 이용하여 기존의 부작용을 수반할 수밖에 없는 물질 중심적 약물의학에 반하여 사랑과 치유가 담긴 정보에너지를 이용한 창조주의 생명 설계 프로그램에 합치하는 진정한 치유를 행하는 의료행위를 할 수 있을 것 같습니다.

현직에 근무하는 양 · 한방 의료인 모두 작금의 의료기술의 한계에 누구나 빠져린 무기력함을 실감하면서도 새롭게 태동한 교수님의 사랑과 생명의 치유에너지 의학의 존재를 미처 조우하지 못해 매일 매일 난치병 앞에서 자신의 무기력함을 곱씹을 뿐입니다. 게다가 저 또한 예외일 수 없겠으나 늘 경제논리를 앞세운 의료행위에 그 피해는 환우 본인들에게 고스란히 돌아갈 뿐이라 하겠습니다.

고비용 저효율과 사랑과 영성을 배제한 물질중심적인 기존 의학은 앞으로 진정한 치유와 영성회복과 사랑의 에너지가 담긴 교수님의 연구결과물들에 의해 대체되어 교수님의 에너지의학이 새 천년 (뉴밀레니움) 새 의학의 변화의 단초가 될 것임은 자명합니다.

3. 교수님의 UM, UL, UN은 삼위일체로서 어느 하나 등한시 되어서는 아니 될 것이고 삼위일체를 같이 운용할 때 완전한 치유가 가장 신속히 이루어 질 것으로 보입니다. 또한 삼위일체에 대한 절대적인 믿음을 갖고 삼위일체를 운용할 때 그렇지 않은 사람에 비해 그 치유의 강도는 비교할 수 없을 것입니다.

4. 환우들 중에서 선천성 난치병(제 아이 포함)으로 투병 중인 영유아들이나 고령의 암환자 분들 혹은 의식불명의 중환자 분들, 기타 현대 의학적 난치성 환우들은 정보미네랄 물을 충분히 많이 음용하기 곤란하므로 이때는 정보UN과 UL을 적극적으로 많이 사용해야 할 것입니다. 정보UM만 있을 경우는 이러한 분들께 정보에너지를 적용시키기 곤란하였으나 교수님 연구의 진척으로 정보UN과 정보UL이 만들어져서 치유의 사각지대가 완전히 해소된 것 같습니다. 게다가 UL이 개발되어 환우들의 각종 가정용 전기기구뿐 아니라 치료 목적으로 이용 중이던 기존 전기에너지를 통한 각종 의료장비나 물리치료장비에 UL을 적용하면 그 결과는 명약관화하다 하겠습니다.

5. 인류 역사상 한 번도 개발된 적이 없던 이러한 획기적인 치유정보의 전달기술의 개발로 인류난치병 정복에 혁명적인 전기가 마련되었으며 다만 앞으로의 관건은 해당 난치병에 최선의 정보를 찾아내는 길이 남아 있다고 하겠습니다. 교수님의 에너지의학을 진정으로 이해하는 많은 기초의학자들은 물론이고 임상의사 간의 적극적인 커뮤니케이션을 통한 피드백과 서로 간의 협동적 프로젝트의 추진이 각 난치병 정복에 중요한 점이 될 것이고 만일 이러한 일이 현실화 된다면 진정한 의미에서의 학문적 교류가 일어나는 아름다운 선례가 될 것입니다.

6. UM, UN, UL 삼위일체는 햇빛 에너지에 의해 치유에너지가 더욱 증폭되는 것 같습니다.
저도 평소 햇볕을 그리 좋아하는 편이 아닌데 치유삼위일체를 접하고부터는 햇볕을 쬘 때마다 훨씬 더 기운이 나고 더 평안해집니다. 햇볕에 대한 친화성도 더욱 높아졌습니다. 그리고 최근 저랑 같이 식사하시는 전직 수도원 수사님께서도 같은 말씀을 하십니다(이 분도 교수님의 정보UM을 음용하고 건강이 크게 개선되었습니다. 이분은 교수님의 정보UM을 이성의 극단으로 이룩한 자연적 계시의 발견이라고 극찬하십니다). 예전 자유게시판에 올라온(www.kimswater.net), 어느 분의 정보UM 물병을 햇볕에 며칠 놓아 둔 후 마시니 어찔해지는 명현반응을 토로한 글을 본 일이 기억나는데 역시 같은 연유인가 합니다.

7. UM, UN, UL 삼위일체는 침술에 의하여 더욱 증폭되는 것 같습니다.
제가 최근 제 클리닉에 오시는 환우님들께 사모님께서 보내 주신 다양한 치유정보 UN 중 해당 질환에 맞는 정보 UN을 이마 부위나 가슴 혹은 배 위에 셋팅시킨 후 침술을 행하니 예전보다 치료율이 놀랄 정도로 향상됨을 느낍니다. 물론 저번에 보고 드린 대로 치유정보UN만으로도 최소 수초에서 최대 몇 분 안에 상당한 정도의 치유 기감을 환우 분들이 대부분 말씀하셨습니다만 여기에 침술이 더해지니 그 치유 기감의 강도가 더욱 증폭되는 것 같습니다.

또한 한 환우분당 침시술시간이 약 3–5분 소요되는데 예전에는 침시술 중 드물게 치유작용의 기감을 느끼시고는 시원합니다, 스물스물해집니다, 뭔가 움직입니다, 아프던 머리가 안 아픕니다, 아프던 곳이 편안해집니다, 치료받으시는 현장에서 이러한 말씀을 간혹 하셨습니다(물론 그런 말씀이 없으셔도 다음날 오시면 호전되었다는 말씀을 하시는 경우가 많았습니다. 그런데 전에 교수님께서 말씀하셨던 대로 느끼건 느끼지 못하던 해당 환우분께 정확한 치유정보가 전달되는 것이 중요하겠지요).

그런데 치유정보UN을 환우 분 몸에 셋팅시킨 후 침을 시술하니 대부분의 환우 분들께서 침시술이 끝날 무렵에는 강하게 치유 기감을 느끼고 계심을 확인할 수 있었습니다. 아마 침술로 생성된 인체에 내재된 치유에너지와 정보UN에 담긴 외부로부터 공급된 치유에너지가 서로 합하여 더욱 강화된 치유반응을 나타내는 것 같습니다.

8. 체질침의 한계를 접하고 방황하였습니다.

저는 전적으로 체질침을 전문적으로 시술하고 있습니다. 제 경험에 의하면 기존 어떠한 침술보다도 8체질이론에 입각한 체질침이 이론적으로나 그 효능 면에서 제도권 안의 기타 어떠한 의료행위보다도 압도적

이어서 그간 8체질의학의 연마에 혼신의 힘을 다해 왔었는데, 제가 아이 문제에 부닥치고 제 아들아이한테서 8체질의학의 적용대상의 한계를 깨닫고부터는 교수님을 만나기 전 약 18개월간은 그야말로 엄청난 정신적 방황과 공황과 절망 그 자체였습니다.

저번에도 말씀드렸다시피 아이의 선천적 아세틸콜린 유전자 결손 내지 결핍에 체질침이 효과가 전혀 없었습니다. 저로 하여금 제가 철석같이 믿고 있던 제 의료기술이 제 아이한테는 완전히 속수무책이었으니 그 이후 18개월간은 저로 하여금 아이의 치유를 위한 또 다른 길을 탐색할 수밖에 없는 험난한 여정의 시작이었습니다(기존에 제 클리닉에 오는 영유아들의 웬만한 질환은 체질침으로 참 치료가 잘 되었습니다).

여러 논문들과 관련된 서적들을 읽고 지식을 습득할수록 아이의 질환에 대한 절망감은 더욱 깊어 갔고 아이를 볼 때마다 절망감 이외에는 다른 아무런 생각도 할 수 없었습니다.

제가 십수 년 전에 8체질의학을 접하고 권도원 박사님의 '화리(불의 이치라는 뜻, 우주를 불의 이치로 바라보는 8체질의학을 개발한 권도원 박사의 논문 제목)'를 알게 되어 제 머리로 하나님을 영접은 하였으되 '저와 하나님과의 관계'를 머리로는 이해되나 도무지 가슴으로는 형성되는 특별함이 없어 그간 영성이 없는 하루하루, 참으로 육신만의 안이한 삶을 살아 왔다고 말씀 드릴 수 있습니다.

9. 교수님의 에너지의학을 만나고 빛을 보게 되었습니다.

아이의 치유의 임계기(그 시기가 지나면 치유가 더 이상 어려운 시점)는 점점 다가오고 제가 시도한 모든 방법은 무용지물이고, 불안한 마음에 제 아이도 치유하지 못하는 무력한 한 아이의 아버지로서 그간 제대로 섬기지도 못했던 그분께 매일 밤 아이의 기적적 치유의 은사를 허락하시기를, 옳은 기도 한 번 하지 못하던 제가 나름의 기도를 하기 시작 했습니다.

아마도 사랑 그 자체이신 그분의 인도하심으로 오랜 방황 끝에 천우신조로 교수님을 알게 되고 불치의 아이가 치유되어가는 모습에 하루하루 하나님의 참 사랑을 마음으로 깊이 느끼고 있습니다. 진정으로 '저와 하나님과의 관계'를 느끼기 시작했습니다. 또한 교수님의 웹사이트에 올라 있는 성경 구절에 대한 교수님의 자상한 해석에 많이 부족하지만 조금씩 이해하려고 노력 중입니다.

교수님께 따님이 수호천사로서 찾아와서 교수님의 연구가 만인을 위한 치유의 사역으로 승화된 것처럼 저도 제 아이가 저에게 온 이유를 요즘 조금은 알 수 있을 것 같습니다. 그분이 제 아이를 통해서 말씀하시고자 하는, 또한 저에게 기대하시는 바가 무엇인지... 많이 부족하고 능력 없는 제게는 너무 큰 사역이라 부담스럽지만 교수님이 함께 계시니 제가 교수님 연구에 방해만 되지 않아도 좋겠습니다. 또한 제가 할 일은 교수님의 에너지의학을 세상에 널리 많이 알리는 일이 되겠지요. 또 도울 수만 있다면 저도 힘 닿는 데까지 교수님을 돕고 싶습니다.

다양한 종교인이 섞여 있는 저희 가족 구성원의 특성상 전통적 방식으로 아버지 장례절차를 마치고 어제 삼우제를 지내고 오늘에야 다시 제자리로 돌아왔습니다. 그간 아이 문제 신경 쓰느라 병환 중이신 아버지께 더 잘 해 드리지 못한 후회스러움이 가슴 저밉니다. 하지만 하늘나라로 가신 아버지께서도 아이가 완치되어 커서 하나님의 또 다른 사역을 담당할 훌륭한 인격과 영성을 갖춘 나름의 능력 있는 사람으로 자라기를 바라시리라 믿어 의심치 않습니다.

최선을 다해서 아이의 완치를 위해서 또 아이의 완치를 통해서 이루어지는 그 결과물이 이 세상에 함께 하는 수많은 자폐성 발달장애아의 완치로 이어져 그 치유의 과정 속에서 그 가족의 하나님의 영성회복이 함께 하는 그날까지 교수님을 위해서 열심히 기도하겠습니다.

10. 아이는 최근 교수님이 새롭게 만들어주신 자폐정보(AU) 음용수를 마시고 있습니다. 날씨 관계로 음용량은 여름철보다 조금 줄었습니다. 더 많이 마시기를 바라고 있지만 현실은 그렇지 못해 안타깝습니다. 그래서 대신 자폐정보AU를 담은 UN을 석 장 늘 몸에 지니게 입고 있는 바지에 넣고 주머니 입구를 실로 꿰맸습니다. 그 옷을 갈아입을 때가

되면 다시 정보UN을 꺼내서 다른 바지에 넣고 실로 꿰매는 작업을 늘 반복하고 있습니다. 그리고 아이한테 아토피가 있어서 최근 면역조절 정보 UN 한 장을 함께 넣어줬습니다.

아이는 늘 함께 하시는 외할아버지 말씀으로는 지난 주부터 한층 더 많이 좋아지고 있다고 하십니다. 제가 봐도 자발적 방향 가리키기(Pointing)가 예전보다 더 자주 출현하고 있습니다. 그리고 자폐아에게 가장 부족한 것 중 하나인 작업기억(Working memory, 한 번 기억된 것을 이용해서 새로운 작업을 할 수 있는 기억능력)이 많이 좋아지고 있습니다. 상동행동은 예전에 하던 것이 많이 줄어든 반면 새롭게 생긴 것도 몇 개 있습니다만 전반적으로 많이 약화되었습니다. 수용언어는 계속 확장 중입니다. 표현언어는 모방언어가 자주 출현하고 있습니다.

언어 전문학자에 의하면 정상적인 말이 늦은 아이(Late-talking children)의 경우 뇌 발달 상 뇌 발달 초기에 이루어져야 할 뇌의 시스템이 발달 완료되면 자연적으로 표현언어는 출현하다고 하니 저는 지금의 아이의 표현언어의 미비함은 크게 게의치 않고 있습니다. 오히려 초기 뇌세포 발달상 이루지 못한 기타 뇌세포의 다른 모든 부족 부분과 조화를 이루지 못하는 부분이 한시 빨리 해결되어야 점이라고 보입니다. 감각통합과 주의집중부분이 아직 문제점인데 이 또한 제가 아직 생각을 정리하지 못했습니다.

최근 삼성의료원과 하바드의대 공동연구로 진행된 ADHD 환아의 유전학적 문제점을 확인한 기사를 본 일이 있습니다. 이 또한 환아의 주의집중에 관여하는 노르에피네프린 전달 수송 단백질의 결핍 내지 결여로 한국형 ADHD가 발현한다는 논문이었습니다.

통상 자폐아의 특성이 주의집중과 관련된 또한 REM수면과 관련된, 감각통합과 관련된, 편도체와 관련된 노르에피네프린의 중요성이 많이 언급되어 왔는데 자폐아들은 중복장애를 많이 가지고 있어서 즉, ADHD적인 성향과 OCD(강박신경증)적인 성향이 같이 혼재된 경우가 많고 경우에 따라서 뚜렛증후군(틱장애를 포함하는 증후군)과 간질도 함께 가지고 있는 중복장애가 많은 것으로 알고 있습니다. 그래서 대표적 소아난치병이라고 하겠지요.

제 아이의 경우는 ADHD적인 요소와 강박적 요소와 감각통합적 문제가 혼재되어 있습니다. 현재의 자폐용 정보AU 음용수의 정보가 필요충분조건으로 사료되는데 노르에피네프린 부분에 대해서는 제가 아직 확신이 부족합니다. 자폐아의 노르에피네프린 과잉부분이 역시 자폐아에 있어서 세로토닌과 같은 연유로 혈중농도가 과잉인지(아까 언급한 작년에 국내에 발표된 논문) 실제로 과잉인지의 여부 말이지요.

당분간은 현재의 정보AU 음용수와 정보UN을 사용하면서 변화의 추이를 계속 관찰해야겠습니다. 통상 뇌질환과 관련된 소아난치성질환의 임계기가 만 5세로 알고 있는데 이번 달로 아이가 만 4세가 되니 아직은 여유가 있다고 봅니다.

하나님이 함께 하시고 교수님이 계시니 제 아이는 참으로 축복 받은 아이라고 생각됩니다. 저희 부부의 못나고 부족함으로 야기된 아이를 이토록 큰 사랑으로 채워 주시니 정말 감사드립니다. 늘 건강하시고 하시는 일마다 건승하시기를 기도드립니다.

2009. 10. 27 대구에서

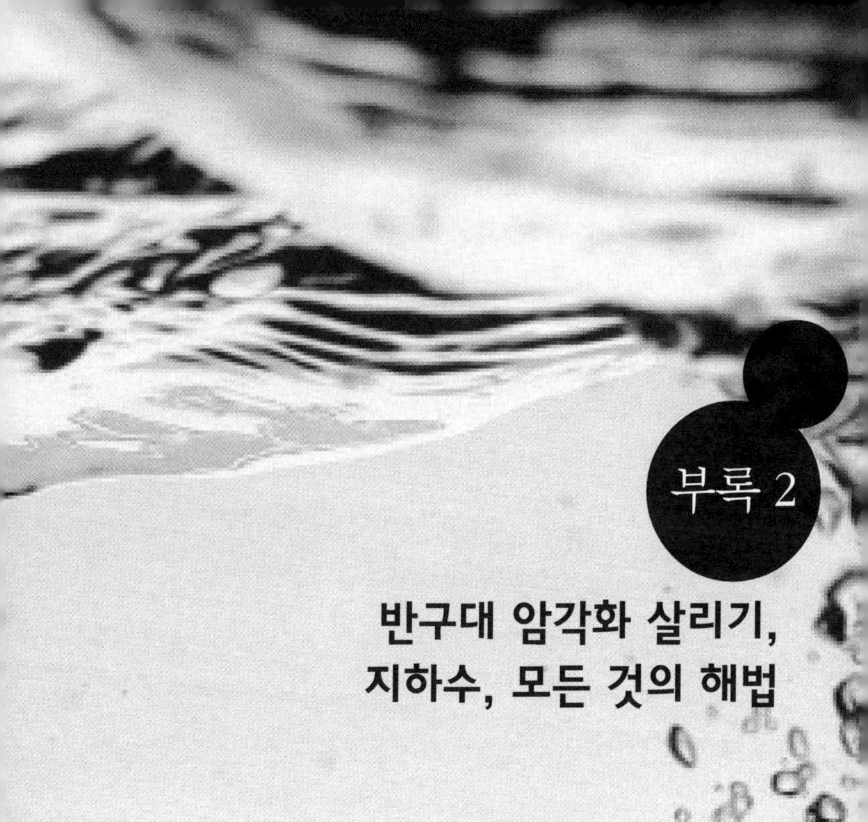

부록 2

반구대 암각화 살리기, 지하수, 모든 것의 해법

다음은 유나방송에서 제가 반구대 암각화와 지하수에 대해서 방송한 내용을 요약 정리한 것입니다.

안녕하세요. 제가 최근 큰 물에 관심을 갖게 되었습니다. 작은 물에 관한 연구가 개인의 건강에 도움이 되고 질병을 치유할 수 있는 물에 관한 연구라고 한다면 큰 물은 전체적으로 양질의 미네랄이 풍부한 물을 국민들이 마실 수 있도록 대량으로 공급하는 그런 연구를 말합니다. 아픈 딸아이 때문에 제가 작은 물연구를 시작했지요. 제가 큰 물에 관해서 관심을 갖게 된 계기가 있었습니다. 바로 울산의 반구대 암각화입니다. 울산에 반구대라는 지역이 있습니다. 먼저 반구대 암각화에 대해서 백과사전에 표현된 글들을 읽어 보겠습니다.

"반구대 암각화는 1995년 6월 23일 국보 제 285호로 지정되었다. 울산으로 흐르는 태화강 상류 반구대 일대의 인공호 서쪽 기슭의 북쪽으로 향한 암벽에 새겨져 있다. 댐으로 인해 평상시에는 수면에 있다가 물이 마르면 그 모습을 보인다. 그 크기는 가로 8m, 세로 약 2m 이고 조각은 암벽 밑에서부터 부분적으로 퍼지고 있으며, 밑에서부터 암각화 상단선까지 높이는 3.7m 쯤 된다. 반반하고 매끈거리는 병풍 같은 바위 면

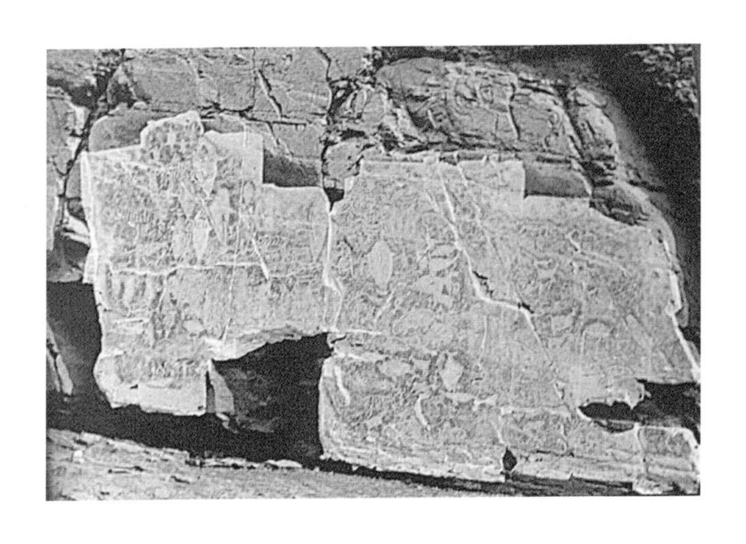

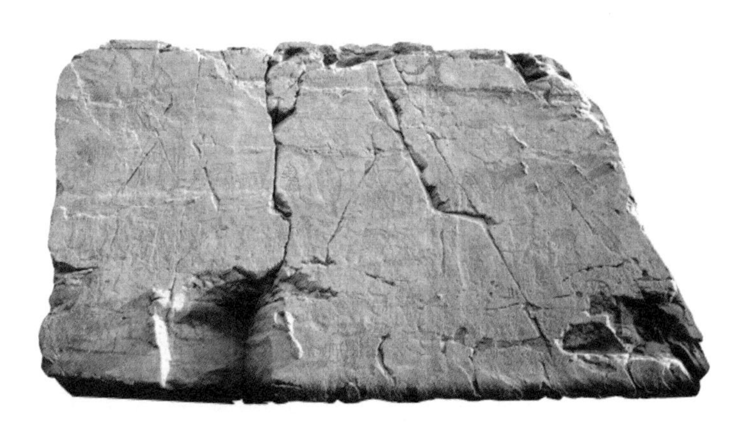

에 고래, 개, 늑대, 호랑이, 사슴, 멧돼지, 곰, 토끼, 여우, 거북, 물고기, 사람 등의 형상과 고래잡이 모습, 배와 어부의 모습, 사냥하는 관경 등을 쪼아서 표현하였다. 여기에 표현된 동물들은 주로 사냥 동물 대상이고 이들 동물 중에는 교미 자세를 취하고 있는 것과 배가 불룩하여 새끼를 가진 것으로 보이는 동물의 모습도 보인다. 이 암각화는 당시 사람들이 동물들이 많이 번식하고 그로 인해서 사냥거리가 많기를 기원하면서 만든 것임을 알 수 있다. 이 암각화의 연대에 대해서는 신석기시대에서부터 시작해서 청동기시대의 작품이라는 여러 가지 설이 있다. 시기가 차이가 나는 표현양식과 내용 등이 있는 것으로 보아 암각화 그림 모두가 같은 시기에 만들어진 것은 아니고 상당히 오랜 기간 원하는 그림을 추가하는 등 신앙행위의 장소로 계속되어 사용되었던 것으로 짐작된다. 그리고 어로의 행위를 묘사한 고기잡이 배와 그물에 걸려든 고기의 모습을 묘사한 것도 실제 그렇게 되기를 바라는 일종의 주술적 행위로 볼 수 있다. 아마도 그 당시의 반구대지역의 사냥과 어로의 풍요를 빌고 그러한 위령을 기원하는 주술 및 제의를 행하던 성스러운 장소였을 것으로 생각되어진다."

문화재청장을 지내기도 했던 유홍준 교수의 최근 글입니다.

"국보 제285호 반구대 암각화가 여전히 보존문제로 관계자들을 고민 속에 빠트리고 있다. 울산시 언양읍 대곡리에 있는 이 암각화는 1971년 태화강 상류에 식수를 위한 사연댐을 만들게 되자 수몰지구의 문화재를 조사하던 동국대 문명대 교수팀에 의해 발견되었다. 높이 4m, 폭 8m의 암벽에 고래 · 사슴 · 호랑이 · 멧돼지 등 동물 모습과 활을 쏘는 사람 등 인간 모습이 무려 231점이나 새겨져 있다. 이는 어로(漁撈)와 수렵(狩獵)으로 삶을 꾸려갔던 선사시대인들이 풍요(豊饒)를 기원하며 새긴 것으로 특히 46점에 달하는 고래 그림은 많은 신비감을 자아낸다. 그러나 사연 댐은 예정대로 만들어져 암각화는 수몰된 지 35년이나 되었고 어쩌다 이른 봄 갈수기에 잠시 모습을 드러내면 그 보존상태가 나빠져 가는 것을 보게 된다.

—중략—

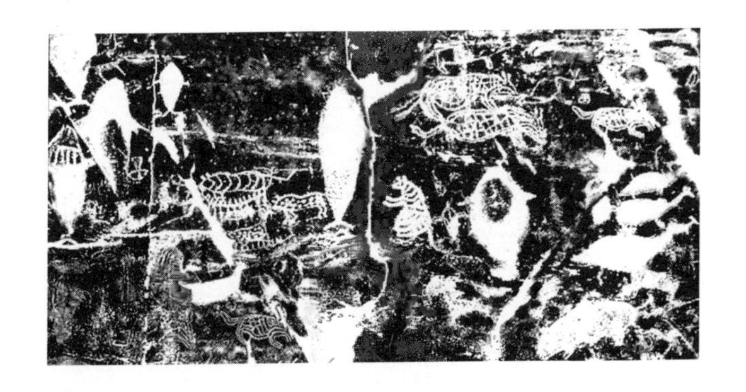

선사시대 울산만의 자연환경은 바닷물이 태화강 중류까지 들어와 300m에 달하는 내만(內灣)이 형성되어 있어 지리학에서는 고울산만(古蔚山灣)으로 불린다. 울산은 예나 지금이나 고래가 자주 나타나는 곳으로 먹이를 따라, 또는 얕은 바다를 찾아 고울산만으로 들어온 고래를 수심이 더 얕은 곳으로 몰아 '좌초'시킴으로써 선사인들은 효과적으로 잡을 수 있었다는 것이다. 암각화에 그려진 망보는 사람, 여러 명이 탄 배, 그물, 어책(漁柵), 작살에 찍힌 고래 등은 실제 사냥 모습을 그린 것이라는 주장이다. 그리고 부산 동삼동 패총에서는 먹고 버린 고래뼈가 상당수 발견되었음을 상기시키고 있다. 그렇게 고래잡이가 가능했던 지질학적 시기는 6000년 전부터 3000년 전 사이라고 하니 신석기시대에 해당한다. 한편 반구대 암각화는 세계 동물학회에서 고래 연구의 출발점이 되었다고 한다. 연구는 이렇게 점점 깊어지고 있는데 암각화는 날로 병들어 가고 있다. 무슨 대책이 없을까?"

—유홍준의 국보순례 2009년 10월 15일 조선일보

'한국미술 오천 년'이라는 역사성을 내세울 수 있는 주된 문화유산이 바로 반구대 암각화입니다. 암각화에 의해서 한국미술의 오천 년이라는 역사성이 생명을 갖게 되는 것이지요. 미술뿐 아니라 역사와 문화도 마찬가지 생명력을 얻지요.

다음 글은 반구대 암각화의 고고학적인 가치가 얼마나 대단한 것인가를 보여주고 있습니다.

세계문화유산으로 지정된 노르웨이 알타 암각화에는 여러 형태의 고래와 고래잡이 배를 타고 있는 사람 그림이 새겨져 있다. 세계 학계는 이 암각화를 6천 년전 청동기시대 바이킹 이전에 살았던 사미족이 새긴 것으로 분석하고 있다. 이 때문에 세계적으로 인류의 포경역사는 노르웨이에서 시작됐다고 알려져 있다.

그러나 지난 2004년 영국 BBC 인터넷판이 "인류 최초의 포경은 한반도에서 시작됐고, 그 증거는 반구대 암각화"라고 보도해 기존 학설을 뒤엎었다.

세계포경사를 연구하는 세계적 석학인 프랑스 파리국립자연사박물관 호비노 교수도 최근 발간한 저서 〈포경의 역사〉 첫 장에 반구대 암각화를 게재하고 '세계 포경역사의 시발점을 말해주는 것은 반구대 암각화' 라고 설명하고 있다. 그는 "반구대 암각화는 고래 종류가 다양하고 돌고래가 아닌 큰 종의 고래를 표현한 데다 고래사냥 모습이 새겨진 그림으론 세계에서 가장 오래 돼 큰 가치가 있다"고 밝혔다.

국립수산과학원 고래연구소 김장근 소장은 "반구대 그림에는 놀랍게도 18세기 스웨덴 생물분류학의 창시자 린네가 창시한 고래분류의 단

서가 모두 들어 있다"고 말했다. 그는 "반구대 암각화는 전 세계 선사시대 암각화 중 가장 많은 고래를 정교하게 표현하고, 고래의 여러 외부 형태나 생태환경 등이 현대과학 수준에 걸맞을 정도로 잘 그려져 세계 어느 암각화와 비교될 수 없는 중요한 가치를 지녔다"고 평가했다. 문화재청도 "반구대 암각화는 동물과 사냥장면을 생명력 있게 묘사하고 사물의 특징을 실감나게 그린 사냥 · 종교미술품이자 선사시대 인류의 생활풍습을 살필 수 있는 최고 걸작품"이라고 자랑한다.

— 2008년 부산일보에서

그런데 암각화 자체의 미술성도 세계적입니다.

"반구대 암각화는 바위에 새겨진 단순한 그림이 아니다. 예사 그림이 아니라는 것은 서북러시아 해안에 새긴 바위그림이나 몽골 알타이 지방의 암각화를 접해 본 사람은 알 수 있다. 울산의 반구대 암각화에 대한 찬사는 그칠 줄 모른다. 더구나 반구대 암각화의 형상이나 선묘를 한번이라도 그려 본 경험이 있는 사람은 더더욱 반구대 암각화에 대한 황홀경에 빠지게 된다는 사실이다. 반구대 암각화의 조형미는 시대를 초월해서 가장 앞서 있다. 바위에 새겨 넣은 여유로운 공간의 배치나 여백의 아름다움을 살려낸 절대미와 오묘하게 선묘된 음양각의 처리는 찬사와 예찬을 능가하는 초월적인 힘과 여유마저 느껴진다."

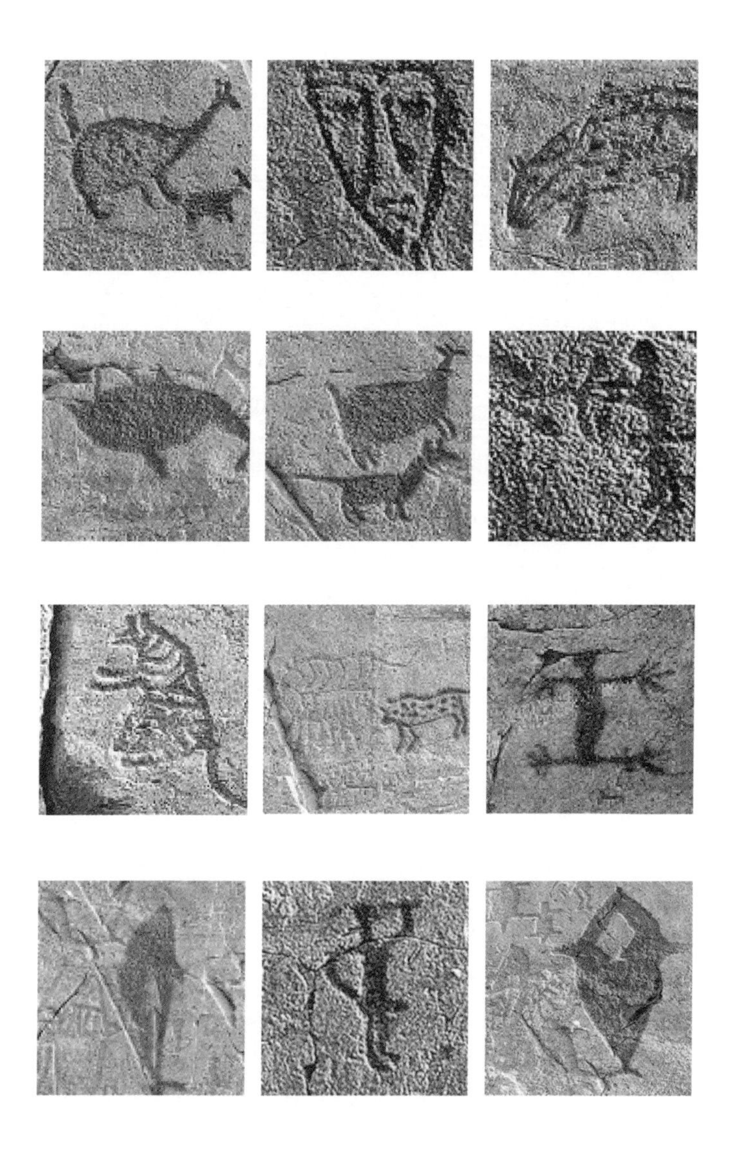

저는 부끄럽게도 최근까지 우리나라에 반구대 암각화와 같은 유적이 있는 것을 몰랐어요. 그런데 유나방송 회원이기도 한, 반구대암각화 보존 대책위원회 대표로 계시는 고려대학 고고미술사학과 변영섭 교수님께서 저에게 반구대 암각화에 대해서 알려주셨습니다. 반구대 암각화는 1971년 발견된 이후로부터 계속 풍화되면서 지금 1년에 반 이상을 물 속에 갇혀 있다가 갈수기에만 모습을 드러내게 됩니다. 하지만 진흙이 엉겨 붙어서 형체를 알아볼 수 없습니다. 2주 정도에 걸쳐서 사람들이 그 묻어 있는 진흙들을 다 떼어내면 그 때 모습을 드러냅니다. 현재 사연댐에 의해서 암각화는 1년에 갈수기를 제외하고 대부분의 시간을 물 속에 잠기게 되며 매년 급속히 훼손되고 있습니다.

다음은 2008년 부산일보의 보도입니다.

울산시 울주군 언양읍 대곡리 선사시대 유물인 반구대 암각화(국보 제285호)가 매년 7~8개월을 물에 잠겨 침수와 노출을 반복하며 울산시와 문화재청의 보존방안을 둘러싼 지리한 공방 속에 훼손이 심화되고, 그 속도도 빨라지고 있다. –중략–

반구대 암각화는 1965년 대곡천 하류 사연댐 건설 이후 33년간 반복적인 침수 때문에 훼손되고 있다. 암각화의 고래, 상어, 호랑이 등의 그림

상당 부분 표면이 떨어져나가는 등 훼손이 심각한 실정이다.
암각화가 발견된 1971년 직후부터 올해까지 매년 암각화 사진을 찍어 온 수묵화가 김호석씨는 최근 '1972년과 2008년 촬영한 암각화 사진을 비교해 120곳이 넘는 훼손부분을 찾아냈다'며 관련 자료를 공개했다.
김씨 자료에 따르면 암각화 오른쪽 끝 호랑이 그림은 머리 전체가 사라졌으며 암각화 왼쪽 끝에서 고래 3마리와 함께 유영하는 상어는 지느러미를 비롯, 중간 부분이 잘려나간 상태다. 왼쪽 상단과 중앙 하단의 고래들도 몸통과 지느러미 일부가 훼손됐고, 중앙 상단 고래와 노루 그림은 바로 위 표면이 크게 떨어져나가면서 함께 탈락될 위기에 처했다고 한다.
김씨는 바위그림 부분 중 하단부가 1970년대 이후 집중적으로 훼손이 진행돼 바위그림을 지탱하는 왼쪽 암석은 절리현상이 심각, 이 부분이 붕괴될 경우 자칫 바위그림까지 무너질 위험에 놓여 있다고 밝혔다.

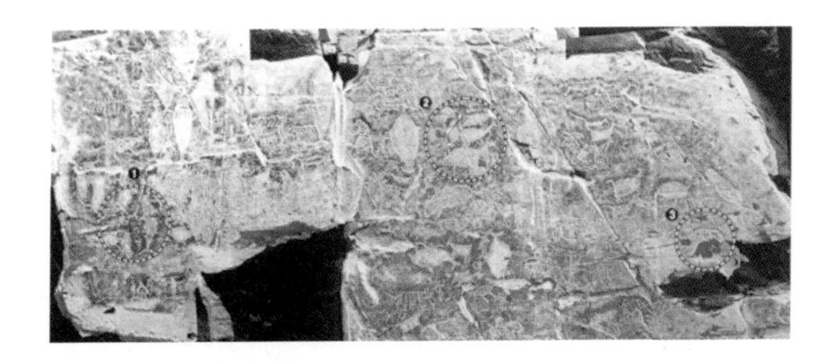

현재 변교수님은 반구대 암각화를 보존하기 위해서 시민운동도 하시고 여러 가지 움직임을 하고 계시죠. 이런 세계적인 유산이 아무런 해결방법을 찾지 못하면서 매년 훼손되고 있는 이러한 황당한 상황을 저는 이제야 알게 되었고, 어떻게 하면 반구대 암각화를 살릴 수 있을까 생각해 보았습니다.

사실 반구대 암각화를 살리는 해법은 너무나 간단합니다. 당장이라도 가능하지요. 사연 댐의 수위를 암각화가 침수되지 않도록 낮추는 것입니다. 하지만 울산시장 박맹우씨는 울산시민의 물 부족 현상이 더 심각하다고 주장하고 있지요. 하지만 아무리 울산시민의 물 부족현상이 심각하더라도(사연 댐의 수위를 낮추어도 울산시의 물 부족현상이 초래되지 않는다는 것이 최근 조사에서 밝혀진 바 있습니다.) 한반도의 미술뿐 아니라 역사와 문화를 5천년 이상 끌어올리는 아주 귀중한 유물을 훼손시키는 것은 어떤 경우에도 용서할 수 없는 일이지요.

며칠 전 한국문화 관광연구원이 발표한 문화재의 공익적 경제적 가치분석 연구에 따르면 울산 반구대 암각화의 연간 경제적 가치는 4926억 원으로 가장 큰 것으로 나왔습니다. 다른 문화재의 예를 들면, 창덕궁이 3091억, 팔만대장경은 3079억 원입니다. 그 만큼 반구대 암각화가 큰 의미를 가지고 있습니다.

2009년 5월 뉴스를 제가 읽어보도록 하겠습니다.

“울산시는 반복되는 침수로 훼손되고 있는 반구대 암각화가 물에 잠기지 않도록 임시로 차수벽을 설치하고 주변에 흙을 쌓는 방안을 마련해 문화재청과 협의에 나섰다고 밝혔다.

시는 암각화의 훼손손상태가 너무 심해 당장 댐에 물에 잠기지 않도록 조치해야 되지만 시와 문화재청의 입장이 상반되어서 근본적인 대책을 마련하는데 최소한 6~7년 이상이 걸릴 것으로 판단되자 이와 같은 임시방안을 마련했다. 암각화 둘레에 특수공법의 차수벽을 설치하고 주변에 흙을 쌓아 원래 있던 사연 댐의 수위가 높아지더라도 물에 잠기지 않도록 한다는 것이다. 그러나 이 임시조치에 사업비가 200억이나 드는 데다가 환경훼손이 불가피해서 문화재청이 수용할지는 미지수이다. 문화재청은 댐 수위 조절을 통해서, 울산시는 터널식 물길 변경을 각각 보존방향으로 내놓았지만 환경훼손과 식수확보 우려 문제가 제기되면서 조치가 늦어지고 있다. 한편 시민운동단체인 문화연대가 최근 박맹우 울산시장을 문화재보호법 위반 등의 혐의로 대검찰청에 고발 문화재훼손과 보존에 책임문제가 법정공방으로 비화할 조짐까지 보이고 있다.”

반구대 암각화를 유네스코 세계유산으로 등재하려는 노력도 진행되고 있습니다. 그렇지만 차수벽을 설치한다든지 주위에 인공적인 구조물을 만들게 되면 유네스코 세계 문화유산으로 등재가 불가능해집니다. 그것은 모든 사람들이 아는 상식입니다. 그런데도 불구하고 울산 시장 박맹호 씨는 용수부족이라는 이유로 암각화를 계속 훼손되는 상황을 방치하며 비현실적인 제안만 반복하고 있습니다. 그러는 과정에 암각화는 계속 파괴되고 있는 것입니다.

변영섭 교수님을 통해 만난 성익환 박사님을 소개하겠습니다. 성익환 박사님은 대덕연구단지에 한국지질자원연구원에 계십니다. 제가 작은 물 연구, 사람들을 건강하게 하는 그런 물 연구를 하고 있지만 원래 물 연구를 하던 사람은 아닙니다. 하지만 성익환 박사님은 정통 물박사이십니다. 성익환 박사님은 경북대지질학과를 졸업하고 국내에서 박사학위를 받으시고 또 파리 6대학에서 박사학위를 받으셨습니다. 국내의 1호 지하수 전문가라고 할 수 있습니다. 성익환 박사님을 만나서 큰 물(양질의 물을 다량으로 국민에게 공급할 수 있는 연구)에 관한 이야기를 듣고 또 해결 방안이 너무나 다양하다는 것도 알게 되었습니다.

오늘 방송에서는 반구대 암각화를 살리는 것이 울산시장이 마음만 먹으면 가능하다 는 점과 단순히 울산시나 우리나라의 물 부족 문제뿐만 아니라 세계의 물 문제까지 해결할 수 있는 방법에 대해서 애기를 하겠습니다.

지구상에 바닷물이 97.5%고 담수, 짜지 않는 물이 2.5%입니다. 담수 중에서 그 중에서 빙하나 만년설이 70%를 차지하고 지하수가 30%정도 됩니다. 그리고 우리가 먹는 물로 사용하는 호수나 하천의 물은 0.39%뿐이 되질 않습니다. 우리는 그 물을 사용하고 있는 것입니다. 한국 수자원 총량에서 27%를 우리가 활용하고 있습니다. 그 중 하천수가 13%입니다. 다시 말하면 한 50% 가까이 되는 것이죠. 그런데 현재 사용하고 있는 지하수는 3%정도입니다. 사용할 수 있는 가용지하수가 굉장히 많은 것이지요. 우리는 지하수를 활용하는 문제를 지금쯤 다시 생각해 볼 필요가 있겠습니다. 지하수는 하천수에 비해서 다음과 같은 이득이 있습니다.

첫 번째 지하수는 청정합니다. 현재 공장 폐수나 생활 오수로 인해서 하천의 물을 담아놓는 정수장이 또 침수되거나 수해로 인해 침수되거나 상수원이 공장폐수나 생활오수로 오염됨으로 인해서 끊임없이 우리가 마시는 물에 안정성에 대해서 문제가 제기되고 있습니다. 반영구적으로 사용할 수 있는 청정한 수자원인 것입니다.

두 번째 지하수는 안전한 비상용수가 됩니다. 예를 들어 전쟁이 일어났다고 했을 때 적군이 팔당댐에다가 얼마든지 독을 투여할 수 있겠죠. 환경오염에 우리 수자원이 항상 노출되어 있는 겁입니다. 2005년 중국 지진성에서 벤젠공장이 폭발하면서 송화강을 80km나 오염시켰습니다. 엄청난 식수 대란이 벌어졌습니다. 우리나라도 낙동강에서 두산전자에 의해서 페놀 방류 사건이 있어서 엄청난 식수 대란이 일어났던 것들을 여러분들이 기억하고 계실 것입니다. 우리가 하천 물을 수자원으로 쓸 때는 언제나 이런 문제가 생길 수 있습니다.

또 세 번째 지하수의 이득은 바로 풍부한 미네랄이 있는 양질의 물이라는 것이지요. 우리가 사용하는 수돗물은 하천의 물이고 연수입니다. 빗물이 미네랄이 스며들 틈이 없이 바로 흘러나오는 곳이기 때문에 미네랄이 거의 없죠. 마찬가지로 하천수로 만든 수돗물에는 미네랄이 거의 없게 됩니다. 지하수는 특히 우리나라의 지하수는 바로 생수라고 보시면 됩니다.

현재 판매되고 있는 생수보다도 더 뛰어난, 세계적인 생수 에비앙과 비교해도 손색 없는 그런 양질의 미네랄을 가지고 있는 물들이 우리나라의 지하수입니다. 특히 대구나 울산지방의 지하수는 아주 양질의 미네랄을 갖고 있습니다. 다행히 대구시는 최근 40개의 양수공을 뚫어서 대구시민에게 양질의 지하수를 공급하기로 결정하였으나, 막상 울산시는 반구대 암각화를 살리는 해법에 전혀 관심이 없습니다.

현재 우리나라는 1인당 수돗물 급수량이 계속 줄어들고 있습니다. 97년 409리터였는데 2003년에는 395리터로 지속적으로 감소되고 있습니다. 그런데 우리나라는 많은 분들이 물 부족 국가라고 하지요. 유엔 산하기관에서도 우리나라를 물 부족 국가로 분류했습니다. 그런데 물 부족국가란 게 뭘까요? 강수량이 변하진 않았는데 왜 물 부족 국가가 되었을까요? 그것은 우리가 맘 놓고 쓸 수 있는 물의 양이 줄어든다는 얘기죠. 그런데 사실은 수돗물은 남아돌고 있습니다. 그야말로 아이러니칼한 이야기지요. 정수장의 평균 가동률은 전국적으로 49 %밖에 되질 않습니다. 지방상수도의 경우 55% 정도만 가동되고 있습니다.

정부에서는 수돗물을 안전한 물로 만들어서 생수와 같이 공급하려고 아리수라는 개념도 만들어내고 했지만, 실제로 수돗물을 그대로 마시는 사람은 거의 없습니다. 통계적으로는 1~2

%만이 수돗물을 그대로 마신다고 합니다. 그만큼 수돗물에 대해서 불신하고 있는 것이지요. 그리고 아까 말했듯이 여러 가지 정수장이 침수나 오염 등에 의해서 엄청난 문제가 생길 수 있다는 생각을 해 봅니다.

물 부족국가 한국의 해법은 바로 반구대 암각화의 문제를 해결하는 방법이기도 합니다. 바로 지하수입니다. 현재 한국에서 당장 개발할 수 있는 지하수 양이 116억 톤에 해당합니다. 이걸 돈으로 환산해 보겠습니다. 예를 들어서 지하철에서 흘러나오는 지하수. 약품투여도 할 필요 없이 바로 음용수로까지 사용할 수 있는 물입니다. 그런 지하수가 연 6200만 톤입니다. 이것을 비용으로 수돗물 비용으로 환산해 보면 12조 원입니다. 그렇다면 116억 톤이나 되는 돈으로 2천조 원 정도 되는 그만한 가치를 지닌 양질의 지하수, 수돗물보다 더 뛰어난 바로 쓸 수 있는 물을 우리는 땅에 가둬놓고 있습니다. 우리가 이러한 물을 쓰는데 지금 댐을 건설하는 것 보다 1/100도 안 되는 비용으로 가능합니다.

현재는 모든 지하수는 먹는 물이 아니라 허드렛물로만 사용하고 있습니다. 여러 가지 이유가 있지요. 업자들이 지하수 시추공을 뚫는데 물의 양을 늘리기 위해서 아예 시추공의 바로 옆부터 구멍을 뚫어 지표수가 흘러들어오도록 하고 있습니다. 그래서 당장은 물의 양이 많지만 점차적으로 지표수가 시추공 속으로 흘러들어서 1년 안에 대부분의 물이 마실 수 없는 물, 냄새가 나는 물로 전락할 수밖에 없는 것이 현재의 실정입니다. 우리나라에 총 200만 개 정도의 폐기된 지하수 공이 있습니다. 이런 것들을 다시 재활용을 하든지 원상복구하면 따로 돈을 들여서 새롭게 지하수 공을 팔 필요도 없고 원래의 목적을 그대로 성취할 수 있습니다.

성익환 박사에 의해서 개발된 방법으로 시추공의 옆면에 케이싱을 하면 오염물질의 유입이 차단되어 지금 눈으로 보기에도 냄새나고 오염이 되어 있는 지하수가 순식간에 다시 살아납니다. 그리고 아주 간단한 정수시설을 도입하게 되면 마을 곳곳 마다 상수도로 사용할 수 있는 아주 양질의 지하수 개발이 가능합니다.

현재 지하수 이용률을 살펴보면 한국은 12.8% 일본은 14.1% 프랑스는 18.9% 미국은 22.4%입니다. 그만큼 지하수 우리나라의 지하수 이용률이 낮습니다. 먹는 물 중 지하수 이용률을 보면 더 차이가 많이 납니다. 호주의 경우 지하수 이용률이 무려 97%에 달합니다. 우리가 호주 국민들이 마시는 물의 대부분은 지하수인 것입니다. 그리고 덴마크의 경우에도 98% 이태리는 91% 프랑스는 70% 미국의 경우에도 75% 독일의 경우 64%, 그만큼 상수도원으로, 먹는 물로, 지하수를 활용하고 있다는 것입니다. 이 나라들이 우리나라보다 후진국이 아니라 더 잘 사는 나라들이죠.

제가 본 다큐멘터리에 의하면—독일 뮌헨시를 보여주는 다큐였습니다.—뮌헨의 경우 하천물을 우리나라처럼 정수장을 통해서 상수도로 사용하는 것이 아니라 생수에 버금가는 생수보다 더 뛰어난 그런 양질의 지하수를 어디에서든지 사용하고 있었습니다. 다큐를 보면서 '저런 것들이 가능하구나, 어떻게 하면 한국도 저렇게 될 수 있을까'하고 생각해 보았습니다. 그러면 앞으로 어떻게 해야 할 것인가? 함께 생각해 보지요.

현재 전국에 난개발 된 지하수 공이 이미 200만 개이고 그런 지하수 공들이 처음에는 우물과 같이 동네에서 상수도원으로, 마시는 물로 활용할 수 있었죠. 그런데 지금은 우물을 파서 마시는 물로 사용할 수 없습니다. 지표수에 의해서 지하수가 오염이 되어 있기 때문에 그래서 우물을 다 폐쇄할 수밖에 없게 된 것이죠. 지표수는 축산폐수와 농약에 찌들어 있는 농업폐수라고 볼 수 있을까요?

그런데 아까 말씀드린 대로 성익환 박사의 케이싱을 활용하면 이미 개발된 100만 개의 지하수 공을 그대로 살려서 우물로도 사용 할 수 있고 아주 편리하게 수도관같이 상수도원으로도 사용할 수 있습니다. 오염된 지표수도 지층을 통과하면서 자연적으로 여과되어서 지하수층에 도달할 때는 양질의 물이 되어서 지하수는 끊임없이 생산됩니다.

도시는 어떨까요? 도시의 경우에는 도심지역에 공공용으로 지하수를 약 5만 개 정도만 파면 모든 물 문제를 해결할 수 있습니다. 예를 들어서 서울에서 지하철을 파면서 나오는 그래서 버려지는 6천2백만 톤의 지하수, 사실 이 물이 청계천의 물을 공급하고 있는 거죠. 사실 청계천에 유입되는 물은 그야말로 '새발의 피'라고 볼 수 있습니다. 더 많은 물들이 그대로 하수구로 가서 또 하수처리 비용으로 쓰이는 것입니다. 그 깨끗한 물을 하수구로 버리고 하수 처리하는 비용으로 이중 낭비하는 셈이지요.

현재 도심 지역에 있는 지하철과 같은 공공용 지하수를 이용하거나 대부분의 건물마다 솟아나오고 있는 지하수, 또 새롭게 아파트를 건설할 때마다 지하수 공을 함께 판다든지, 기존의 지하수 중에 수질의 양이 많은 그런 지하수 공을 연결해서 많은 부분 물 부족 현상을 해결할 수가 있습니다.

또 신도시를 건설할 때 행정복합도시 혁신도시 기업도시를 건설할 때 지하수 공급을 위한 중수도 설계를 반영해야 합니다. 중수도라는 것은 두가지 물을 사용하는 것입니다. 상수도를 다 없앨 수는 없겠지요. 그렇기 때문에 상수도와 허드렛물로 사용할 수 있는 수도라인를 동시에 처음부터 설치하는 것입니다. 사실 상수도보다 허드렛물로 설계한 물이 더 좋은 물일 가능성이 더 많습니다. 그렇게 지하수 물을 다양한 용도로 활용하는 방안이죠. 그래서 물의 원천이 다른 것이지요. 그래서 중수도라고 표현합니다. 마시는 물도 취향에 따라 선택할 수도 있겠지요. 저라면 상수도물을 오히려 허드렛물로 사용할 것 같아요.

우리나라의 경우 신규아파트 건설시 조금만 더 깊이 파면 지하수가 없는 지역이 없습니다. 기존의 아파트의 경우도 지하수 공급용으로 수공을 다시 팔 수도 있겠지요. 그렇게 해서 우리나라가 물 걱정 없는 나라 물 풍족 국가가 될 수 있을 것입니다.

이것이 바로 반구대 암각화 문제를 해결 할 수 있는 길이기도 하고 또 우리나라의 물 문제를 영원히 해결할 수 있고 또 국민건강에 이바지 할 수 있는 그런 길인 것입니다.

특히 대구와 울산 지역은 퇴적암 층으로 오랜 시간에 걸쳐서 자연적으로 정수되고 인체에 필요한 양질의 미네랄이 녹아있는 최상의 물이 지하에 가득 차 있습니다. 기존의 생수보다는 오히려 세계적인 에비앙 생수에 더 가까운 물들의 바다에 울산시가 떠 있습니다. 이런 상황에서 울산시민의 물 부족을 해결하기 위해서 세계적인 문화유산인 반구대 암각화를 계속 망가뜨리고 있는 것입니다.

제가 보기엔 너무나 당연한 것 같은 이런 견해가 안타깝게도 소수의 의견일 뿐입니다. 많은 분들이 토목공사를 좋아합니다. 가장 큰 토목공사가 댐공사죠. 그래서 댐을 만들고 빨리 건설을 하고 산을 부수고 이러한 일들을 좋아하지요. 그것이 건설 경기를 활성화하는 그런 긍정적인 면이 있기도 하겠지만 자연을 훼손하고 또 지하수를 활용하려는 그런 길을 막는 상황이 계속 그 커다란 토목공사에 의해서 만들어지고 있습니다. 다시 말하면 여러 가지 복잡한 경제적인 정치적인 이유가 있기 때문에 지하수를 아주 저렴한 가격에 쉽게 활용하는 방법이 정책적으로 채택이 되지 않는다는 그런 견해도 있습니다. 그 부분에 대해서는 어떠한 결론을 내릴 수 없겠습니다만 적어도 이 책을 읽으시는 독자 분들께서 댐을 건설하는 것 외에 다양한 방법들이 있고 이런 것들로 인해서 우리나라가 아주 풍족해지고 행복해지고, 또 반구대 암각화도 살릴 수 있다 는 것을 인식할 수 있는 계기가 된다면 더 바랄 것이 없겠습니다.

세계적으로도 지하수를 개발하는 연구를 한국이 앞장서서 진행할 수도 있습니다. 한국은 외국에 비해서도 아주 양질의 지하수원이 도처에 있습니다. 실제로 물만 마시고 난치병들이 치유되는 그런 기적도 자주 봅니다. 한국의 뛰어난 기적의 물은 의료관광(물을 중심으로 하는 Medical Tourism)으로까지 발전이 가능하다고 봅니다.

하지만 아무리 뛰어난 '기적의 물'이 많이 있어도 먹는 물의 기능성에 대한 전체적인 인식 변화가 없으면 물 관련 의료관광은 불가능합니다. 이미 휘발유값과 생수가격이 차이 없습니다. 물은 최고의 블루오션입니다. 마시는 물의 기능성에 대해 이제 눈을 뜨기 시작했을 뿐입니다.이 세상을 선점해서 우리나라가 전세계 물의 '메카'가 되었으면 합니다.

한국에서 성공한 이러한 기술은 만성적인 물 부족에 시달리는 아프리카 국가들에 우물지원 프로젝트로도 발전시킬 수 있습니다. 어린아이들이 특히 여성들이 아프리카 오지에서 물이 부족하기 때문에 물을 깃느라고 하루 종일 왔다 갔다 하다가 아무 일도 못합니다. 공부도 못 하지요. 그래서 아프리카에서 여권이 신장될 수 없는 것입니다.

바로 지하수를 통해서 물 문제를 해결하는 것이 한국뿐 아니라 세계평화를 위한 길이기도 합니다. 특히 여성의 인권을 향상시키는 길이기도 하고, 그리고 건강을 지키는 지름길이기도 하고, 그리고 그것이 바로 반구대 암각화를 살리는 길입니다.

마지막으로 변영섭 교수님의 편지를 소개합니다.

김교수님께,

선생님께서 이렇게 반구대 암각화를 챙겨주시니 고맙기 그지없습니다. 반구대를 살려야 하는 일이 우리 모두의 일이긴 해도 선생님처럼 어떻게든 살려내야 한다고 작정하고 마음 써 주시는 분은 드뭅니다. 잠시 말씀드렸던 대로 반구대가 더 이상 훼손되지 않으려면 단 한 길, 사연댐 수위를 낮추는 수밖에 없습니다. 긴 세월 모색해 본 여러 방안에 대한 최종 결론입니다.

울산시는 여전히 "물 부족"을 내세우고 있습니다. 흔히 물이 부족하다면 도리가 없으려니 하고 문제의 심각성이 희석되고 맙니다. 외관상으로는 문화재청과 울산시가 팽팽하게 대립하는 것으로 비치고요. 그 때문에 최근 국무총리 조정실에서 물 문제에 대한 구체적인 데이터를 가지고 관련 부처(국토해양부, 문화재청, 울산시)와 수차 논의 끝에 사연댐 수위를 낮추기로 정책결정을 하기에 이르렀습니다. 세 기관에서 동의하여 내린 결론이지만 울산시가 거부하고 있는 것이 현실입니다.

반구대 일이 이렇게 오래 끌게 된 사연이 "물 부족"문제에 걸려 있었기 때문입니다. 정말 물이 부족한가를 밝히는데 대부분 시간과 노력이 소모되었던 것이지요. 국토해양부 수자원공사가 문화재보존 문제에 끼어들게 된 것도 그 때문이고요.

울산시가 물이 부족하지 않다는 것은 울산시 자체의 판단이기도 합니다. 울산시가 문화재청 간담회 때 제출한 보고서에서도 확인할 수 있습니다. 울산 출신 국회의원들도 다 알고 있는 사항입니다. 그러나 이제 또 울산시측 주장은 맑은 물을 마셔야 하고 사연 댐에서 그 일부를 조달하기 때문에 수위를 낮출 수 없다는 것입니다(반구대가 물에 잠기지 않을 만큼 수위를 내리면 하루에 8만 톤 정도 부족하다더니 그 후 3만 톤 정도로 수치를 줄였다가 이제는 또 다시 늘어나 있습니다. 국무총리조정실에서 제안한 것은 2만 톤짜리 소형 댐 2개를 건설해 주겠다는 것인데 그것으로는 미래에 턱없이 부족할 것이고 또 정부의 예산집행을 믿을 수 없다는 이유로 거부하는 것입니다). 과연 울산시가 물 문제 해결 의지가 있는 걸까요. 물을 구실로 삼기에는 세월이 길게 흘렀습니다. 반구대 암각화가 걸려있는 만큼, 의지가 있다면 해결해내야 했던 시간이 흐른 것입니다. 성익환 박사님께서 몇 가지 구체적인 아이디어로 접근하였었지요. 대구시는 결행을 하였는데 말입니다.

김교수님! 식수와 문화재가 함께 해결될 수 있도록 해야 하는 것이 국가의 책무가 아닌가 합니다. 그러나 지자체 제도 아래에서는 지역의 이해관계를 무시할 수 없으므로 문화재 보호에 어이없는 일이 발생하고만 경우입니다. 문화재청에서는 궁궐만 직접 관할하고 나머지는 지자체가 관리책임을 지는 것이라고 합니다. 남대문 화재 때에도 일단 서울시에 책임이 있으나 사안의 중요성과 국민적 관심의 비중 때문에 문화재청이 복원을 맡고 나선 것이랍니다. 그렇다보니 반구대처럼 중차대한 문화재도 지자체의 입장에 따라 물에 빠진 채 볼모의 신세를 면치 못하는 처지가 되었습니다.

우리 모두 잘 알고 있듯이 21세기를 문화의 세기라고 합니다. 그것은 인류가 바야흐로 그동안 이룩해낸 물질적, 양적인 발전을 기반으로 삼아 정신적, 질적 진화를 향해 나아간다는 의미이겠지요. 따라서 문화의 세기를 산다는 것은 사람을 사람답게 하는 차원으로 삶의 중심축을 이동시켜야 한다는 뜻이라고 생각합니다. 그렇게 되려면 가치 차원의 이동이 필수이자 필연이 아닌가 합니다.

정치적 · 사회적 · 경제적 활동이 중심이 되던 시대에서 문화 가치 중심으로 역사를 새로 써가야 하는 시점에 선 우리들은 여전히 준비가 덜된 "야만의 땅"에 선 어두운 존재들인가요. 정녕 우리는 문화의 시대를 위해 준비되고 갈무리 되어 온 문화의 종족이라고 믿고 있습니다. 정치적 · 사회적 · 경제적 동물로서의 역사보다는 문화의 시대에 어울리는 고요한 아침의 나라 종족이 아닐까요. 비로소 미래에 거울로 삼을 만한 문화의 진수를 인류 모두에게 선사할 독특한 임무를 지닌 종족이라고 해도 과언이 아닙니다. 우리의 문화가 인류 전체를 위한 문화로 빛나는 날이 오지 않겠습니까. 삶의 질과 웰빙에 적합한 한국문화가 한두 가지가 아니지요. 한류가 우연일까요.

이 땅의 조상들이 만든 위대한 문화재 가운데 맨 첫 장을 여는 반구대 암각화의 운명을 생각할 때 가슴이 조여 오는 것을 금할 수 없습니다. 개발과 문화재 보존이라는 문제는 흔히 보듯 대립할 수 있는 사안으로 알려집니다. 그러나 문화의 세기에 문화적 가치라는 입장에서 본다면 동등하게 놓고 대립할 수 없는 경우가 있다는 사실을 환기하고 싶습니다. 이 땅에 문화 가치 개념이 자리 잡힌 후에 반구대를 돌아보려 한다면 이미 사라지고 만 다음이 될지도 모릅니다. 여전히 정치적 · 사회적 · 경제적 기준이 우세한 것이 엄연한 현실이고 그 통에 반구대 일도물 문제와 동등하게 취급되는 상황입니다.

세계문화유산으로 등재하여 인류가 함께 누려야할 문화유산과 여느 문화재와는 그 가치의 차이가 뚜렷하다는 사실을 받아들여야 할 것입니다. 그렇게 되면 반구대를 볼모로 물고문을 시킬 수는 없을 것입니다. 우선되어야 하는 가치가 있는 것입니다.

우리는 남대문이 불탄 사실 앞에 눈물을 흘렸습니다. 퇴적암인 반구대가 물에 빠져 시달리는 것은 목조기둥에 불이 붙어 타고 있는 형국입니다. 남대문은 수백 년 나이가 들었지만 반구대 암각화는 수천 년 되었습니다.

반구대 암각화는 한국문화의 보편성인 한국성을 잘 담고 있는 최초의 예술품이자 바위에 그림으로 새긴 역사책이기도 합니다. 세계에 암각화가 많지만 초대형 화면에 300여 가지의 소재가 그려져 있고 특히 역동적인 고래그림은 희귀한 것으로 세계적 평가 받고 있습니다.

가장 큰 문제는 이제 더는 물고문을 시킬 수가 없다는 사실입니다. 반구대 암각화의 훼손단계는 퇴적암 4-5단계여서 다음은 흙으로 돌아가는 마지막 순서라고 합니다(울산대 문종규 교수님 보고서에 의하면). 물에 들어갔다 나왔다 하는 것이 퇴적암에 가장 치명적이라고 합니다. 해마다 8개월을 물 속에 잠겼다가 온갖 오물을 뒤집어 쓴 채 노출되기를 반복하고 있습니다. 흐르는 물의 유속 때문에 암각화 아랫부분이 파여서 공동화가 심하게 일어났습니다. 어느 한 쪽이 무너지면 어떻게 될지 모르는 상황입니다.

서울시립대 이수곤 교수님이 여러 차례 경고한 바가 있습니다. 표면에 새겨진 암각화가 이미 120여 군데 이상 눈에 뜨이게 떨어져 나갔습니다(김호석 교수 자료와 동아일보 기사).

우리의 무지가 이와 같습니다. 이제 3만 불 시대를 향해 가는 우리들이 돌보아야 할 문화재 문제가 한 둘이 아닙니다만 반구대 암각화가 가장 시급합니다. 선생님같이 문화재에 대하여 마음의 눈을 뜬 분들이 지켜주실 수밖에 없습니다. 나중에 모두 함께 누릴 수 있게 되겠지요. 두서없이 적었습니다. 동지를 만난 안도감으로 그저 고맙기만 합니다.